U0538265

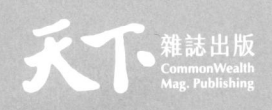

天下 雜誌出版
CommonWealth
Mag. Publishing

你也可以延緩衰老的速度

不變老、不發胖、不生病、不焦慮，
4個健康習慣，重設你的身體

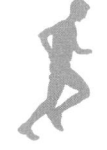

당신도 느리게 나이
들 수 있습니다

나이가 들어도 몸의 시간은 젊게

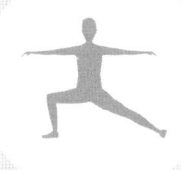

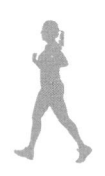

老化醫學名醫
鄭熙元 정희원———著

林育帆————————譯
詹鼎正————————審訂

你也可以延緩衰老的速度

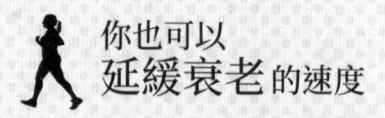

目錄

推薦序　你是不是常常活得太趕？／張家銘　5
推薦序　從自我理解開始的緩老旅程／張家祥　9
推薦序　選擇，重塑我們的生命時鐘／蕭捷健　13

前　言　**管好 4 習慣，別再加速度衰老了！** ／ 17
　　　　80後、90後正成為加速老化的一代
　　　　你的生活方式，決定你的衰老速度
　　　　再強的童顏美肌也藏不住體弱多病

第一章　**改善生活方式，就能獲得巨大回報** ／ 27
　　　　穩定血糖，全面延緩各器官老化
　　　　為什麼你很容易餓？／如何修復成癮的大腦？
　　　　刻意休息，避免腦疲勞／逃避小痛苦，會陷入更大的痛苦
　　　　強化內在能力，逆轉衰老最可靠的方法／健康的四大支柱

第二章　**反擊老、胖、累，重設你的身體** ／ 93
　　　　MZ世代可能比父母輩更快速衰老
　　　　四個重要面向，提升行動能力／從良好的姿勢開始
　　　　運動的科學效果

第三章　**相由心生，境隨心轉**／131
　　　　負面心態傷己又傷人／進入心流，強大的低速老化因子
　　　　睡眠不足，什麼事也做不成／從自我、自性到自由
　　　　三個解方，找回平靜的心

第四章　**未病先防，已病防變**／165
　　　　避免陷入脂肪增加、肌肉減少的惡性循環
　　　　人體不需要菸酒，但要戒掉卻很難？
　　　　大腦為什麼容易相信錯誤資訊？
　　　　新興的抗老技術真的有效嗎？
　　　　經動物實驗證實有效的抗老療法

第五章　**抗老之道，貴在捨得**／217
　　　　最重要的人生規劃：做好個人與家庭健康管理
　　　　如何防止社交孤立？／有限時間要用在最重要的人與事
　　　　預防身體衰弱，也要防範社交衰弱／百歲時代需要錢

結　語　**健康是人生最值得的投資**／249
　　　　做有益健康的事，避免無效努力
　　　　內在能力可以不斷深化、提升

參考文獻　257

| 推薦序 |

你是不是常常活得太趕？

張家銘

當你發現眼下細紋，感覺肩頸痠痛，可能會不免心想：「唉，真的是年紀到了。」但這本書讓你重新思考：真的只是歲月增長，還是因為你一直以來都活得太趕？

本書作者鄭熙元是韓國老年醫學專家，不只看過很多高齡病人，近年來更常看到30幾歲就滿身毛病、40幾歲開始懷疑自己是否失智的青壯年人。這個現象告訴我們，老化早就不再是60歲才要煩惱的事，而是生活方式的總成績單。

我們總以為老化是身體細胞的自然退化，跟基因有關。但這本書告訴我們：心理，才是最早讓我們老化的推手。當我們長期處在焦慮、壓力、睡不好、吃不好、一直滑手機、總覺得沒休息夠的狀態時,皮質醇等壓力荷爾蒙會上升、發炎指數會升高,然後默默打開了那些原本不該提早啟動的「老化基因」。

簡單來說,我們的心,正在「指揮」我們的基因怎麼活躍。這不是玄學,是實在的表觀遺傳學。

這本書用淺白的文字說明:我們的生活型態,正在決定我們老得有多快。吃進去的是什麼、動得夠不夠、睡得好不好、壓力怎麼處理,都會在基因層面留下痕跡,而不是只有 DNA 的編碼會決定誰變老。

讓人特別有感的是,書中介紹兩個關鍵工具:「正念」與「心流」。你可能會以為只是靜坐或冥想,但其實這兩個方法都被大量科學研究證實:可以減少體內發炎因子、穩定大腦神經網絡,甚至降低失智風險。

說得簡單一點,如果我們能每天撥一點時間好好呼吸、專心吃一頓飯、靜靜完成一件事,不只是心情會好,連老化的速度都會變慢。

我們常說,想要逆齡,就要多運動、健康吃、少熬夜。但忽略更根本的事:我們有沒有好好照顧自己內心的節奏?有沒有讓大腦喘口氣?有時候,我們看似坐在沙發上休息,其實腦子還在高速運轉,這種「假休息」才最耗損人。

這本書最打動人的，是不像一般健康書那樣叫你做一堆事，而是溫柔地提醒：「身體會老，但心理可以決定老得多快。」我們每天的一小步，都可能是延緩老化的一大步。

不管你現在幾歲、是不是已經覺得「來不及了」，請記住，基因不等於命運，你的生活方式才有真正的決定權。

讀完這本書，你可能不會立刻變年輕，但你會開始想問自己：「我是不是該換個方式生活？」這正是我們每個人，對未來最溫柔的承諾。

（本文作者為北榮婦女醫學部遺傳優生學科主治醫師、陽明交通大學醫學系助理教授）

| 推薦序 |

從自我理解開始的緩老旅程

張家祥

我們都知道「變老」是生命的必經之路，但很少人提醒我們：老化，其實從你還年輕的時候就開始了。這本書讓我驚訝地意識到，許多看似微不足道的日常選擇，正默默地決定著你十年後的身心狀態。

書中用很清楚的方式，把我們日常生活裡那些讓大腦愈來愈遲鈍、身體愈來愈疲累的習慣，一一拆解給你看。不是那種恐嚇式的健康書，而是像一個理解你的人，在提醒你：「你現在覺得累、焦慮、總是做不好，也許不是你的意志力不夠，而是你正被這個過度刺激的世界推著走。」

我特別喜歡書中提到的「大腦對刺激的適應能力」。我們以為追求更多快樂會讓人變幸福，但其實是讓大腦愈來愈麻木，愈需要更強的刺激才有感覺。就像吃甜食一樣，吃第一口覺得幸福，第十口只剩空虛。這不是意志問題，而是大腦的生理反應。

這樣的過度刺激、習慣成癮，是現代人加速老化最被忽略的元兇之一。

但更讓我動容的，是作者把「延緩老化」這件事，拉回到我們可以掌握的日常生活。不是要你忽然變成自律大師，而是從每天的移動、飲食、睡眠、專注開始，去調整自己的預設模式。你會發現，只要願意開始改變習慣迴路，大腦和身體的彈性比你想像中還要強。

我認為這本書最有價值的地方，在於提出簡單又創新的「4M 內在能力管理」。它不是直接教你如何變健康，而是提醒你要問自己：「對我來說最重要的是什麼？」然後，再一步步從行動能力、心理韌性、飲食生活去強化你的底層能力。因為只有把這些能力養穩，你才能活得久，也活得有品質、有目標。

身為營養師，我常常看到很多人拚命地節食、運動、吃保健品，卻依然陷在「愈努力愈疲累」的輪迴裡。這本書會讓你明白，真正的健康不是靠意志力，而是靠一套溫柔而堅定的日常設計。它不是在教你追求完美，而是讓你一點一點「變得更好」。

我會把這本書推薦給每一個曾經感到焦慮、失控，或懷疑自己的人。你會發現，變老不是從哪一天突然開始的，而是從那些你以為沒關係的小選擇累積來的；而變好，也不是從哪一刻突然成功的，而是從你願意對自己多一點理解與照顧開始。

（本文作者為營養師、醫檢師、健身教練，YT 健康頻道「營養師 Ricky's Time」主持人）

| 推薦序 |

選擇，重塑我們的生命時鐘

蕭捷健

在診間，我時常見到這樣的身影：35 歲的工程師，因二型糖尿病導致腎功能受損；45 歲的女主管，僅爬幾階樓梯就氣喘吁吁；55 歲的企業家，雖然財富自由，卻對人生提不起勁。他們的共同特點，是未老先衰的無力與茫然。

身為專注減重與代謝的醫師，我深知衰老不是無法煞車、最終並軌的列車，而是一條可以轉彎、甚至換軌的路。

健康並非由只由基因決定，而是日復一日的生活選擇慢慢雕塑出來的。也因此，當我讀這本書時，彷彿與我多年的臨床經驗展開一場深刻的對話。

書中提到，「你的生活，決定老化的速度」、「心態是讓時鐘倒轉的武器」，這些話語正是我不斷想傳遞給病人與讀者的核心。大家常以為健康是遺傳的運氣，但真正決定我們是加速或低速衰老的，是選擇：每天的飲食選擇、運動習慣、睡眠品質與心態管理。

選擇形塑了我們的「內在能力」，這不只是醫學指標，而是我們在生活中，能否保持行動力、認知力、幸福感、活力與恢復力的關鍵指標。一個高內在能力的人，不只活得久，更能活得好；反之，低內在能力，常意味著早早被生活壓垮。

本書用四根「抗老支柱」來描繪老化進程的可塑性：

第一是行動能力。從深蹲、快走到日常活動，每一分投入，都是為未來儲蓄行動自由的紅利。

第二是心理健康。焦躁會加速老化，而內心的平靜與正念，能悄悄啟動修復與平衡。

第三是疾病管理。許多慢性病不是命運，而是生活習慣長期累積的結果，是身體開出的警告單。

第四是人生目標。擁有明確的方向感，讓我們願意為健康努力，也讓健康有了值得守護的理由。

每個人生階段的挑戰不同，年輕時忙於事業與人際關係，中年後面對肌力下滑、社會支持減少、自理能力的考驗。最終，決定我們是否能夠有尊嚴地老去的，不是醫療技術，而是我們早年累積下來的「健康存摺」。

書中提到的內在能力曲線描繪出兩種截然不同的老化路徑：有些人生活豐盛，優雅地健康到終老；而有些人，卻在某個轉角失速崩塌，跌入生活品質劇烈下滑的斷崖式衰老。這分野的背後，往往只是源自那些看似微小的日常選擇。

誠摯邀請你，把這本書當作一本「延緩衰老的生活地圖」，重新審視你每天的飲食、運動與心情。

願我們在這趟旅程中，學會溫柔對待自己，延緩老化的腳步，擁抱每一段仍充滿可能的生命時光。

（本文作者為金鶯診所體重管理主治醫師、運動營養專家、健身教練講師）

| 前言 |

管好 4 習慣，別再加速度衰老了！

在首爾峨山醫學中心老年醫學部，每天都有許多因老化問題前來求診的慢性病患者，這些病人深受高血壓、糖尿病、肌少症、失智等疾病之苦，而且當中不少人患有兩種以上的慢性疾病。更讓人擔憂的是，我發現近幾年來罹患這些「老人病」的患者，有愈來愈年輕的趨勢。

先來看多重共病問題，韓國 65 歲以上老年人，有高達 73%，罹患兩種以上的慢性病，這些病人每天平均服用 4 種以上的藥物（在台灣，根據衛福部統計，65 歲以上老年人，有超過 6 成罹患兩種以上的慢性病）。由於老年人對治療的反應和年輕人不盡相同，即便罹患相同疾病、診斷名稱相同，仍需專業醫師評估病人的老化程度及其伴隨的相關疾病，才能夠制定更適當的治療方式。這也是為什麼各醫院陸續成立老年醫學科的原因。

近年來，老化本身在醫學判斷中的重要性，已逐漸超越疾病的診斷名稱和病人的實際年齡數字。當治療重點在於「老化」，而非實際年齡的時候，就會愈來愈常遇到令人意想不到的「年輕病患」。

80後、90後正成為加速老化的一代

這些年來，在我的診間，出現愈來愈多身體與心靈狀態比實際年齡蒼老的人來求診。

我遇到過全身上下不是這裡痛，就是那裡痛的 30 多歲女性；懷疑自己可能有失智徵兆，希望安排進一步檢查的 40 多歲男性；發現腦部有陰影，已領有其他醫院開立大腦營養劑慢箋的 50 多歲女性；因不明原因常感覺虛弱，跑遍各大醫院、吃了各種藥，症狀未減的 60 多歲男性⋯⋯

仔細聆聽那些特地找我看診的病人陳述後，我警覺到，加速老化的現象，已在我們生活周遭悄然扎根，而且似乎是不分年齡都深受影響。

儘管時鐘一天只走 24 小時，但有人的身體與心靈卻以一天 28 小時、36 小時，甚至 48 小時的速度衰老。更令人憂心的是，對於身體機能比實際年齡老得更快可能衍生的種種問題，大多數人其實一知半解。

以韓國來說，年輕人的健康指標在過去幾年明顯惡化，從大眾較熟悉的健康指數身體質量指數（BMI）飆升，到複雜的飲酒問題層出不窮，這些現象都顯示出一個重要的警訊：正在經歷快速衰老的人變得愈來愈多了。

一般來說，慢性疾病是一個人累積一輩子的老化結果。一個人的生活方式與價值觀會逐漸形塑出慢性病痛的樣態，進而對健康壽命造成重要影響。因此，身為老年醫學醫師，我會優先深入了解病人的生活模式。尤其當原本數十年後才會出現的高血壓、糖尿病、退化性關節炎等，卻愈來愈常發生在青壯年身上時，讓人不禁疑惑究竟是哪裡出了問題。

我們的身體與心靈富有彈性，不會因為一、兩次的失調，就毀了一個人的健康。但要是長時間處於失衡狀態，持續 20 年、30 年，甚至 40 年，種下病根後就很容易誘發病情。就像在廣闊沙漠走偏方向，一開始可能不會有明顯影響，但最後必然會遠離目的地。若想健康的步向人生終點，而非加速度奔向斷崖式衰老，需要及時醒悟，找到正確的健康管理方式，然後持之以恆。

欠下健康債，終究是要還的。現在就開始投資健康，永遠不會浪費。面對身體發出的警訊，千萬不能抱持鴕鳥心態，以為病幾天自然就會好，現實生活中，只有極少數人能如此幸運。

當健康出狀況，務必找出原因、想辦法改善，及早恢復健康，才能延長與享受身心健康的生活。這些道理並不難懂，不幸的是，我看到許多人在疾病拖了很久之後才開始接受治療，但經常為時太晚，以致治療效果不佳，或需要付出很大的代價。

對於自身的健康問題，為什麼會輕易選擇逃避現實，而不是主動積極的預防、面對、解決？

我常聽到病人陳述，雖然常覺得不舒服，但沒想到這麼嚴重的原因，通常有兩個。一是沒時間進一步檢查找出可能病因。但等到病根種下，再來治療，要付出的代價，就不只是要花更多的時間和金錢了，你的生活、工作和整個人生都可能從此深受影響。另一個原因，則是一般人的健康知識早已跟不上新長壽時代的需求，或許更令人驚訝的是，有不少人對自己欠缺正確的健康知識並不自知，他們不是輕忽健康，而是沒有正確的醫學知識。

你的生活方式，決定你的衰老速度

　　隨著長壽時代來臨，大家已漸漸認知到，大多數人都會活得比自己想像的更久。但大家只知道現代人的平均壽命增加了，卻沒注意到自己正在加速衰老！年紀未到，身體就已提早進入老年樣態。

　　在資本主義的生活邏輯下，我們習慣以最簡便的方式，解決所有事情，不管是工作、關係，還是健康問題。當身體不舒服時，我們會尋求藥物、保健食品，或芳療、按摩等，只求快點舒緩不適。但愈是求快，不僅無法真的改善健康，還可能因此種下病根，等日後發病，身體機能可能雪崩式的下滑。我們總是要等到疾病纏身，開始面臨生活上的各種不便，這才驚覺與懊惱過往對身心健康的心態，實在太敷衍了事。沒有健康，其他一切真的都只是空談。

　　你是否常想讓自己「舒服」就好，畢竟每天忙工作、處理家務，早已分身乏術，哪有時間顧慮那麼多，吃得開心，有空再運動就好了？

　　有的父母看到孩子整天窩在房內，忍不住要他們出去走走，卻只換來孩子的抱怨：「那太累了，我只想舒舒服服宅在家裡。」

除了日常作息，你的小孩是否也對你說過這樣的話：「我只想看有趣的 YouTube 影片，不想讀無趣的教科書」；「但我希望長大後很有錢，能買下所有想要的東西」。

每個人都希望當下的痛苦最小化、快樂最大化，這是貫穿現代資本主義社會的核心前提，也是大家追求的方向。對創業家來說，打造帶給顧客幸福（獎勵）、減少痛苦的商品，才能成為最有價值的事業；看看那些自我啟發類的暢銷書，談的也都是怎麼賺大錢，如何更快樂。

追求便利、舒服，已儼然成為趨勢。在家自己煮太麻煩，在外用餐也有點浪費時間，請人將餐點外送到家成為新日常；不想爬樓梯，改搭電梯；連短程都懶得走，搭計程車較省力；何必動手打理家務，請人到府清潔更有效率⋯⋯

換言之，把不必自己動手的事盡可能外包出去，將省下的時間用來賺更多錢，或做能為自己帶來「快樂」的事，成為現代人的價值觀。但這麼做，幾乎無可避免地會加劇身體中樞神經系統的疲勞。

資本主義追求的是讓當下的痛苦與不舒適愈少愈好，但隨著（讓身體離開舒適圈的）身體活動量下降，（讓身體感到快樂所導致的）腹部肥胖問題變得愈來愈嚴重。當愈來愈多熱量累積在皮下脂肪組織，多餘脂肪開始溢出，當進入血液,三酸甘油酯會增高;進入肝臟,會導致非酒精性脂肪肝;進入肌肉,會導致肌肉的胰島素阻抗;到達心臟和胰臟周圍,會增加罹患心血管疾病與癌症的風險。再加上長時間以駝背姿勢滑手機、吃刺激性食物,這些日常小習慣讓身體與心靈逐漸失去了彈性,健康債愈欠愈多,當邁入中年,才驚覺未來僅存的,只有漫長且一身病痛的老後生活。

再強的童顏美肌也藏不住體弱多病

只求一時舒服、外貌光鮮,輕忽內在能力的維持與強化,可能換來日後一身病痛。

資本主義下的我們,亟需調整對日常生活的基本心態,一味追求簡便、舒適,很可能加快衰老的速度。改變心態,調整追求,花時間適應因改採健康生活帶來的「一時不舒服」,就能大幅提升你在餘生的舒適度。

對於金錢與物質,我們總認為擁有愈多愈幸福,但有了豪宅、快艇、跑車⋯⋯,卻沒了健康,這樣的人生會衍生許多煩惱與痛苦。相信沒有人想經歷這樣的人生。

當然,要避免掉入加速老化的惡性循環,並沒有速成的解方。即使立刻將家中的酒瓶清掉,因過去酗酒造成的健康問題也不會立即消失；就算不攝取脂肪，也無法馬上甩掉身上肥油；縱使現在坐姿正確，也不保證日後脊椎永保健康。我們的身心靈是相通的，必須一起改造，而且很重要的，要能持之以恆。

正確理解加速老化的惡性循環是怎麼發生的，關掉啟動惡性循環的動能，才能真正解決問題。我發現，要避免提早老化的關鍵，在於管理好內在能力（intrinsic capacity），這是打造健康生活的開端。

內在能力是世界衛生組織於 2015 年提出的概念，用來衡量一個人上了年紀後是否健康，這個標準針對身體、心理、社會機能要素來進行綜合性評分。不僅評估看得見的健康指標，例如是否生病、血壓狀況、運動時間等，也會檢視無形的變數，例如是否適當休息、心理狀態、生活目標與自我效能等。

如果未能妥善管理內在能力，就會在不知不覺間啟動惡性循環，提早並加速衰老。

上班族如果腦中經常塞滿各種尚未處理完的業務，身體自然會分泌大量的壓力荷爾蒙，雖然短期內看似有助於專注在重要事情上，但一旦過度累積，睡眠品質就會變差，還會讓我們更容易尋求刺激性食物與酒精的慰藉。此外，沒時間從事休閒活動,又很少運動、閱讀,鮮少靜下心,長期下來,專注力、判斷力等認知能力也會變差。

你是否常陷入這樣的焦慮,就算花更長時間工作,效能卻很低落,結果必須工作到更晚,放鬆的時間更少?如果你長期處於這樣的惡性循環,身體會提早開始罹患各種慢病,並加速老化。

每天都有許多事物消耗我們的專注力、金錢與健康,幾乎每個人每天都有不同程度的壓力與擔憂。你可能正為了達成業績而忙於工作,既沒時間吃得健康,也無法做到最低限度的運動量,更別提好好睡覺了。只有當你領悟到你的作息和行為習慣,不僅傷害你的健康,也在妨礙你達成各項人生目標,你才有可能真的做出改變。

不管你覺得自己離老有多遠,再強的童顏美肌,也終究藏不住體弱多病造成的加速衰老。要從黑洞般的加速老化泥沼中逃出,必須制定多面向的戰略,才能啟動強大的良性循環。但一般媒體提供的健康資訊往往過於強調單方面訊息,根本無濟於事。為了讓正在加速老化(卻不自知)的人及時逆轉,開啟健康生活,我萌生撰寫這本健康指南的念頭。

我想要幫助你檢視美好人生所需的關鍵要素,增強內在能力,減緩老化速度,這就是我寫這本書的核心目標。我將這些年來所學到的、感受到的一切,制定成一套完整的健康指南。有別於只著重單一要素並羅列詳細做法的健康長壽書,我致力於解說各要素之間的重要關聯,以及帶你更深入了解加速老化的惡性循環是如何形成的。針對如何有效經營內在能力,書中提供具體的實踐方法,不僅分享醫學與科學方面的研究成果,也傾注我個人的醫學實務經驗。

儘管礙於臨床研究的限制,科學家與醫師們至今尚未完全了解老化是怎麼一回事,但我希望你讀完這本書後,能學到一些延緩老化的具體可行方法。從改變觀念開始,不再一味追求短期舒適,改以更長遠的思考來培養你的內在能力,就能在不安與煩惱充斥的資本主義社會中,守住自己。

我希望這本書可以幫助你拓展對美好人生的思維邊界,激勵你及早重啟你的健康人生。

Chapter 1
改善生活方式，就能獲得巨大回報

> 不管幾歲做出改變，
> 都是有用的！

穩定血糖，全面延緩各器官老化

新冠疫情、AI 發展，皆加速數位化生活的進程，現今大眾對網路的依賴已成了習慣。我擔心以後許多人會變得像電影《瓦力》中的未來人類一樣，整天盯著手機螢幕、不活動、三餐點外賣，身體長時間處於活動不足狀態。根據最新的科學研究，像這樣整天除了吃，就是躺著休閒的生活習慣，會加快生物的衰老速度。

遺憾的是，這種生活習慣發展快速，改變之快遠超過我們的想像。許多國家的肥胖率逐年升高，已形成不可忽視的健康危機。

以韓國來說，根據疾病管理廳於 2021 年 1 月發布的國民健康營養調查結果顯示，2020 年成人男性的肥胖率（BMI 大於 25），從 2019 年的 41.8%，上升至 48%；30 至 39 歲及 40 至 49 歲男性的肥胖率更高，分別為 58.2% 及 50.7%，較前一年的 46.4% 及 45%，也明顯上升許多（台灣也面臨同樣的問題，據國民健康署公布的健康促進統計年報資料顯示，2016 至 2019 年成人過重及肥胖率為 47.9%，而到了 2017 至 2020 年為 50.3%，每兩個成人就有一人過重；

國中及國小學生過重及肥胖率也都有升高趨勢,兒童與青少年肥胖不容忽視,因為成年後有極高比例會繼續肥胖)。

這現象背後隱藏什麼危機?又如何逆轉?

知道 GI 還不夠,一定要知道 GL 值

人類天生會尋找美食來果腹或解饞,在狩獵及採集為生的時代,糖分(水果)與酒精(水果經自然發酵後的產物),是得來不易的高密度能量來源。直至近代,糖都是相當珍貴的食材。現代育種及農產栽培技術在過去數十年才達到高峰,在此之前,水果的甜度其實不怎麼高,對人類來說,香甜可口的食物自然成了奢侈品。喜愛這種珍貴高密度能源的遺傳基因,經過人類漫長演化被保留至今。

除了愛美食,我們還會尋求安逸與舒適感。遠古時期,比起其他動物,人類移動速度緩慢、攻擊力弱,為了打獵,取得食物,必須經常奔跑。到了以人力為主要生產力的中世紀,也只有皇室貴族才可以整天坐在椅子上。那時,不必勞動,能舒服坐著或躺著消磨時光,是一件奢華的事。

後來生存規則完全改變了。精製穀物與單醣變成唾手可得且廉價的能量來源。化學肥料、殺蟲劑、農業機械等技術

快速發展，我們可以在廣大土地栽種玉米、小麥與大豆，並將儲藏的糧食製成粉末，送達世界各地。農產品變成可長期保存，而且是標準化的可交易原料。工廠將這些原料再製成為食品，也就是現在無所不在的超加工食品，不僅可以大量生產、保存、運送方便，而且價格低廉、品項琳瑯滿目，就連味道都很美味。

但這類超加工食品的升糖負荷值（Glycemic Load，簡稱GL）很高，會提高體內血糖，促使大腦獎勵迴路中的多巴胺與腦內啡分泌。大家熟知的升糖指數（Glycemic index，簡稱GI）代表我們吃進的食物造成血糖上升速度快慢的數值，而從GL值，更能夠得知通常一人份的飲食量會讓血糖上升到什麼程度，也就是以GI為基礎，並考量實際攝取量，比起僅考慮GI值更合乎現實。因為有些食物GI高，但實際攝取量並不高，因此GL並不高，即使吃了，血糖上升速度依然偏低；但有些食物正好相反，GI值不高，但實際攝取量高，一份餐吃下來，GL值還是很驚人！

吃超級加工食品，可能讓你感到快樂，心情變得舒坦，還能暫時忘卻痛苦。我們甚至用「夠味」、「唰嘴」來表達那份快樂。味道夠唰嘴的產品，往往能在餐飲界及食品業中存活。業界研發產品時，會透過各種方式進行盲測，最能提高快感的產品才可以上市。在外送市場，每天都在上演相同模式的生存遊戲，得以存活的熱門食物多半是以高果糖玉米糖漿、砂糖或精製穀物製成的。

不管是居家辦公，還是進辦公室上班，到了用餐時間，許多人早已習慣滑手機、用手指點幾下，就訂到愛吃的餐點；用餐完畢後，又繼續坐著。一整天下來，幾乎沒走幾步路。結果就是血糖超過肌肉可吸收的程度（見圖1的水平虛線）。一旦血糖超過圖1的那條虛線，所有熱量就變成腹部贅肉（以及脂肪肝、肌內脂肪）。

久坐不動，多餘熱量變脂肪

長期保持血糖穩定，對身體健康至關緊要。除了不易胖、不易餓，更能預防第二型糖尿病、動脈硬化等等疾病。多食用自然食物，能讓血糖幾乎不波動，以這種方式用餐，惱人的腹部贅肉（以及脂肪肝、肌內脂肪）自然會消失。

長期不運動、不運用肌肉，會導致血糖處理系統功能變差（圖1的水平虛線也會變得更低）。當身體出現胰島素阻抗，細胞對胰島素的敏感性降低，導致細胞無法有效吸收和利用葡萄糖，就會引發一連串的代謝問題。這時即使食物的

圖1｜超加工食品，方便、好吃，但超級不健康

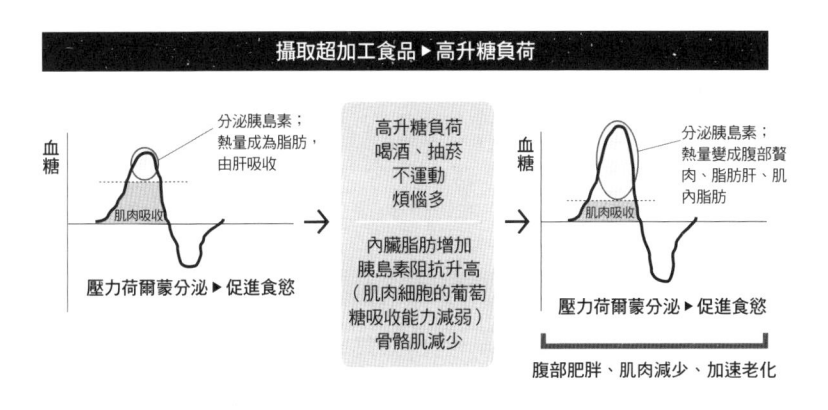

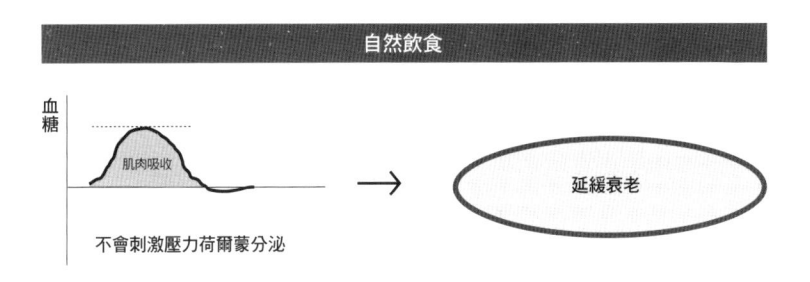

攝取超加工食品 ▶ 高升糖負荷

血糖曲線圖：分泌胰島素；熱量成為脂肪，由肝吸收；肌肉吸收；壓力荷爾蒙分泌 ▶ 促進食慾

→ 高升糖負荷、喝酒、抽菸、不運動、煩惱多

內臟脂肪增加、胰島素阻抗升高（肌肉細胞的葡萄糖吸收能力減弱）、骨骼肌減少

→ 血糖曲線圖：分泌胰島素；熱量變成腹部贅肉、脂肪肝、肌內脂肪；肌肉吸收；壓力荷爾蒙分泌 ▶ 促進食慾

腹部肥胖、肌肉減少、加速老化

自然飲食

血糖曲線圖：肌肉吸收；不會刺激壓力荷爾蒙分泌

→ 延緩衰老

▲ 攝取超加工食品 VS. 實行自然飲食，對身體的不同影響。

攝取量和種類不變，血糖仍會顯著升高，使得多餘的熱量更容易以脂肪形式堆積在腹部。

　　位於腹部贅肉、脂肪肝與肌內脂肪中的脂肪細胞，會製造各種不好的荷爾蒙，並產生發炎物質[*]，干擾正常的代謝功能，增加罹患多種疾病的風險。尤其當體內的壓力荷爾蒙（如皮質醇）和發炎物質過多時，不僅會損害血管，使血壓升高，還會促進身體分解肌肉中的蛋白質（以供應能量來回應外在威脅），長期下來，會導致肌肉量減少，影響代謝功能。壓力荷爾蒙還會刺激肝臟釋放更多的葡萄糖進入血液，以應付「緊急狀況」。如果壓力持續，過度釋放的葡萄糖無法被有效利用，最終可能導致血糖升高，增加第二型糖尿病的風險。

　　血糖升高時，會刺激胰臟分泌更多胰島素，以幫助細胞吸收血液中的葡萄糖。這是自然的代謝反應，用來降低血糖。然而，這個過程可能伴隨一些影響，包括產生睡意。當你打瞌睡醒來後，突然想吃甜食，這是胰島素使血糖急速下降所致。

　　當血糖突然下降，身體會感受到一種「危機」，認為需要緊急補充能量來穩定狀態。此時，壓力荷爾蒙（去甲腎上腺素及皮質醇）會迅速分泌來應對。這種荷爾蒙活動會讓人感到全身無力、不耐煩,甚至情緒波動,因為身體正在向大腦發出信號,需要能快速補充能量的食物,比如甜食。這時你可能因為想吃東西而不知所措,尤其難以抵抗對高糖食物的渴望。

從吃改善腦霧

　　血糖的穩定與腦霧息息相關。當血糖過高,身體會啟動發炎反應。發炎反應長期存在,會損害血腦屏障,使發炎物質進一步滲入腦部,影響神經元之間的訊號傳遞。這種神經性發炎會讓認知能力下降,掌管判斷力、自制力、專注力的額葉功能變差。

　　自制力變差,就更容易想去找刺激性食物來吃,而且吃得更多,這是人的本能。專注力變差,就會開始頻繁瀏覽只需用低專注力的 YouTube 或 TikTok 影片;看到不錯的物品,還會衝動點開能快速配送的購物 APP 下單,接著期待藉由「開箱」來減輕自己的痛楚與不適。這都是因為過多的

---

* 體內若有發炎物質,會導致肌肉量減少。未患有重大疾病的成年人,要是身體沒有缺乏營養素,也有運動,但肌肉卻依然流失,多半是壓力荷爾蒙與發炎物質所致。

皮質醇、發炎物質分泌，以及前述因素導致內心焦慮不斷煽動的結果。有時，我們只是為了紓解壓力，上網看影片，卻在 YouTube 選股達人或金融專家慫恿下，衝動買進某支股票或虛擬貨幣，事後又因投資失利感到憂鬱、悔恨，進而承受更大壓力。

　　焦慮是身體對壓力的反應。當你感到焦慮，你的專注力與判斷力就會被威脅牽著走，以致工作效率與自我效能感變差，加深你的憂鬱情緒。累積在體內的怒氣，也是加速老化的驅動力之一，會讓體內的衰老時鐘，快速上緊發條。

　　研究已證實，我們吃下的食物，會影響大腦功能。透過均衡飲食，多攝取富含纖維和蛋白質的天然食物，可減少血糖的劇烈波動，並保護大腦健康。

> 長期保持血糖穩定，對身體健康至關緊要。多吃天然食物，能讓血糖幾乎不波動。但如果沒有缺乏營養素，也有運動，卻依然腹部肥胖、肌肉流失，多半與壓力荷爾蒙、發炎物質分泌有關。

為什麼你很容易餓?

為什麼你攝取的食物會害你的血糖波動?當攝取的能量超過身體可承受的,又是如何導致肥胖與代謝疾病?為什麼有的人用餐後有飽足感,平時不嘴饞,也不易變胖?有些人明明已經吃了很多,卻仍然覺得餓,總是想找香甜可口的食物(尤其是甜食)來滿足口腹之慾?現代人的肥胖問題,只是因為吃太多、動太少嗎?

根據哈佛大學醫學院教授大衛・路德維希(David S. Ludwig)提出的碳水化合物—胰島素模型(Carbohydrate-Insulin Model,簡稱 CIM),能量攝取過剩時會囤積在體內,但血糖曲線的型態則跟你平時怎麼健身、如何飲食而有所不同。因此,有人即使吃了東西,卻仍有飢餓感,有人每天吃到飽,卻沒有變胖,也不會嘴饞。

根據 CIM 的假說,胰島素主要作用是促進脂肪合成,抑制脂肪分解,當我們吃下大量高升糖指數的碳水化合物後,會導致體內的胰島素濃度上升,將能量儲存在脂肪細胞,而不是供肌肉組織使用。此時血液中可用的燃料下降,大腦感知到身體沒有獲得足夠能量,於是引發飢餓感,讓我們進食更多的東西,並降低基礎代謝率,以節省能量消耗。

路德維希把飲食中的高碳水化合物當作肥胖的罪魁禍首,認為只要把飲食中的碳水化合物降低,尤其戒掉含糖飲料、甜食等高精製碳水化合物,就能讓餐後胰島素不衝高,代謝恢復正常,身體順利燃燒熱量。在不減少熱量攝取的前提下,不用挨餓,只要少吃碳水化合物,就可降低食慾,增加熱量消耗,進而達到輕鬆減重的目的。

要成功減重,大腦扮演重要的調節角色

然而,美國國家衛生研究院糖尿病、消化暨腎臟病研究所的凱文・霍爾(Kevin Hall)提出的能量平衡模型(Energy Balance Model,簡稱 EBM),讓我們有機會更進一步審視肥胖的成因。

霍爾認為,雖然胰島素在體脂調節中扮演重要角色,但 CIM 過於強調碳水化合物對胰島素的直接影響,忽略了胰島素在多個器官中的多重作用,而且這些作用其實大多跟碳水化合物的攝取無關。

根據 EBM,能量不平衡是因為能量攝取過量造成的,而這跟我們周遭環境充斥著高熱量食物息息相關。由於食物

環境的改變，便宜、便利、高能量密度的超加工食品隨處可見，這會擾亂大腦維持身體能量平衡的能力，讓我們不自覺地吃下更多東西，導致熱量盈餘（Caloric Surplus），這才是肥胖的主因。要成功減重，大腦扮演重要的調節角色，它會根據來自食物環境的外部訊號，並且結合身體的內部訊號，來調控飢餓感與食物攝取量。

相較於 CIM 把碳水化合物和胰島素當成肥胖主因，EBM 認為，肥胖的成因與整體的能量平衡、飲食習慣和生活方式有密切關係，而非單一的營養素攝取。EBM 強調胰島素的作用是促進營養物質的攝取，並向大腦發出負反饋信號，當體脂超過臨界值時，調節食慾和能量攝取。但當有胰島素阻抗問題時，這個調節機制可能會失效，導致食慾失控及能量代謝問題。

無論如何，只要吃得健康，營養均衡，即使每天吃飽、不餓肚子，不管吃低碳或低脂都會瘦。重點在於，讓血糖數值穩定保持在圖 1 的虛線下方，這樣即使多攝取卡路里，身體一般還是能透過運動等方式，燃燒掉過剩能量，維持體重與能量平衡的恆定性。

相反的，如果受到遠超過圖 1 虛線的升糖負荷刺激，這時即使減少卡路里攝取，也會礙於身體基礎代謝作用減弱，害你覺得自己是只喝水也會胖的體質。想要靠意志力來抑制不斷找食物吃的強烈動物本能，勢必要耗費極大心力。既想吃精製穀物與單醣（升糖負荷高），又想控管卡路里，這種壓力可不小。有些人就是因為抵不住壓力，最後反而失控，暴飲暴食。

一旦這種情況反覆發生，壓力荷爾蒙居高不下，可能引發肌肉蛋白質分解、憂鬱情緒高漲、判斷力及自制力下降等等問題。就像把討厭讀書的孩子關在房內，逼著他坐在書桌前看書一樣，實際上這只會讓孩子更討厭讀書。減重也一樣，強逼自己就範，最終往往以復胖告終，每次減掉的體重，又再次快速的回到身上。

青壯年肥胖率暴增是一大警訊

如果你平時就習慣吃升糖負荷很高的食物，而且整天低頭看手機、盯著筆電螢幕，這樣的生活方式遲早會出問題。你的肌肉會快速流失，用來支撐身體姿勢的核心肌肉與後側肌肉群也會愈來愈衰弱；腹部長出啤酒肚，整個人彎腰駝背，頸部、腰部經常疼痛。你可能一想到運動，身體就變得沉重無比，體力愈來愈差，體重直線上升，加速陷入老化的惡性循環。

　　這正是前述 30 至 40 多歲的男性肥胖率暴增的重要原因。繼續放任自己以這樣的生活模式過日子，會變成什麼樣？加速老化的循環只要再進展幾年，你提早罹患糖尿病、高血壓、高脂血症、脂肪肝等慢性疾病的風險將大增。

　　有的人沒到中年，就開始出現各種器官功能異常與心血管疾病（如心肌梗塞、腦中風），因為肌肉骨骼系統疾病，面臨生活上的不便，甚至開始失去年輕時的清晰思路。

　　不良的生活習慣要是延續到 50 歲過後，即使擁有良好的遺傳基因，也會因為大腦的獎勵迴路長期異常與壓力荷爾蒙分泌過多，難以維持清醒的精神狀態。在引起社會爭議或失去正確決策能力的企業家或政治人物當中，就有不少人是長期處於加速老化循環中。

　　當前青壯年肥胖率暴增趨勢，是極需要密切關注的警訊，因為這不僅影響個人健康，也會大大加深未來醫療資源不足的危機。

　　如果你在罹患疾病、功能衰退、慢性失能的循環中步入老年，將來生活很可能無法自理，需要他人幫助才能維持日常基本作息。病痛纏身的長壽，就像活在人間煉獄。

　　雪上加霜的是，以韓國人口結構來看，可以預見的是，當年輕世代上了年紀後,將難以找到能夠照顧自己的人。這個問題不是韓國獨有的,許多國家都面臨這樣的挑戰。

在應對青壯世代加速進入老化循環的問題上,研究公共政策與慢性疾病的科學家和醫界人士,仍然有極大的改進空間。以肥胖問題來說,這個問題跟許多疾病密切相關,而且不分男女老少,許多人都深受困擾,但截至目前為止,仍很難有效解決。許多科學臨床研究或是新藥開發,都是以不可能改變生活習慣為前提在進行的,從這點就可以知道,這些所謂醫學專家們的態度,是多麼的軟弱。

但實際上,減緩老化速度,確實有方法可循,而且真的不難。這正是本書的重點,幫助你建立新生活習慣,明智而有效地避開加速老化的惡性循環。

> 如果你平時就習慣吃高升糖負荷的食物,而且整天低頭看手機、盯著筆電螢幕,這樣的生活方式遲早會出問題。有的人還沒到中年,就已開始出現各種慢性疾病,甚至失去年輕時的清晰思路。

如何修復成癮的大腦？

　　大腦在調控飲食、食慾，以及重啟健康生活上，扮演核心角色，以下針對幾個關鍵點說明其中的關聯性。

　　英國插畫家及動畫師史蒂夫‧克茲（Steve Cutts）的動畫短片《快樂》（*Happiness*），諷刺現代人只想追求快樂，卻又對任何事物都感到不滿足。許多人試圖努力用愉快事物填滿人生，卻又總是感到空虛，只能無止境的追逐快樂。空洞的快樂就像海市蜃樓一樣，以為近在眼前，卻永遠達不到。

　　四面八方湧現的廣告、新聞、社群影片與照片，無時不在煽動著為找尋快樂而四處遊蕩的人心。但當你愈試圖滿足不斷受刺激的占有與炫耀欲望，精神上卻更容易感到痛苦與沮喪。現代流行語「錯失恐懼症」（Fear of Missing Out），就是擔心只有自己落後或被冷落而感到恐懼，患有這種症狀的人會快速購入更昂貴、更吸睛的行頭，但內心卻極度容易感到空虛。

　　尋求刺激，在沒刺激時感到空虛，是成癮者的腦部機轉與行為表現。這個時代的多數人，儘管不是對藥物上癮，大腦卻大多已像成癮者般運作，而癮頭正是多巴胺。

好消息是，這種現象並非不可逆轉，神經科學家已針對動機與獎勵機制進行大量研究，找出害我們容易掉進不斷追尋卻又感到空虛的根源，以及如何改變心智可以無欲無求，卻又感到無比寧靜的解方。更了解大腦機制，多汲取專注在可控事物上的斯多葛主義（Stoicism）、有宗教信仰，有助修復尋求刺激成癮的大腦，享受真正的快樂。

善用適應性，以行動重新訓練你的大腦

行為需要動機來驅動，而負責製造動機的核心部位正是大腦的腹側蓋區（ventral tegmental area）與伏隔核（nucleus accumbens）之間的多巴胺傳遞路徑，稱為中腦邊緣系統路徑（mesolimbic pathway）。根據傳統的神經解剖學，當某個動機經由這條路徑出現時，額葉的大腦皮質會決定是否採取行動。然後，人體根據這個決定，透過脊髓從運動皮質向肌肉發送訊號，進而產生行動。

當你做出某種行為並從中感到滿足與幸福，那是因為腹側蓋區啟動多巴胺和具有止痛效果的腦內啡分泌。只要反覆經歷這樣的滿足感，每當想起或期待該行為時，多巴胺和腦內啡的分泌就會被活化。相反地，若無法體驗到滿足感，人

體不但不會活化多巴胺和腦內啡,還會感到挫折與痛苦。這時你會因為壓力荷爾蒙(如去甲腎上腺素和皮質醇)分泌,感覺到憤怒。額葉負責自制力,讓我們避免做不該做的事。然而,如果我們因增強作用(reinforcement)而對某種行為上癮,額葉的自制力就會減弱。

在渴望成癮物刺激的狀態下,也就是額葉自制力減弱時,若接收到與刺激物相關的訊號(例如酒精成癮者在口渴時看到啤酒廣告),中腦邊緣系統路徑就會立即釋放多巴胺。我們通常無法抵抗這種狀態;成癮也因此被定義為對某刺激物的依賴性逐漸增強,最終危害日常生活與健康。

提到成癮,我們會想到菸、酒和毒品,但任何能夠激發獎勵機制的刺激都可能形成成癮迴路,如前面章節談到的超加工食品就特別容易形成成癮迴路。實驗顯示,人類和囓齒類動物都很容易對升糖負荷高的食品上癮。臨床研究也證實,我們特別偏愛升糖負荷高且含有脂肪的食品。

熟悉成癮與獎勵機制的企業,更善於開發吸引人的遊戲、社交網站、購物應用程式,甚至鼓動投機交易的股票或虛擬貨幣交易平台,也最能提高用戶的依賴性,以便在競爭激烈的平台經濟中搶占市場。

2019 年,Netflix 執行長里德‧海斯汀(Reed Hastings)

就曾表示，Netflix 最大的競爭對手不是其他影音平台，而是睡眠。減少睡眠時間來觀看影集或電影，不僅干擾日常生活，也是尋求獎勵刺激的行為，完全符合成癮的定義。從 Netflix、YouTube，到短視頻平台 TikTok，都成功創造了癮頭。市場上不斷出現能讓人更快速獲得獎勵（多巴胺）的刺激物，致使現代人一再沉迷其中。

雪上加霜的是，大腦會漸漸適應多巴胺的濃度，要達到一樣的快感，就需要更多刺激才過癮，但也因為愈來愈不容易過癮，因此讓人愈來愈痛苦。這個現象已在藥物和酒精等刺激物的成癮性研究中得到證實。隨著物質濫用的增加，大腦會逐漸適應多巴胺的過量刺激，進而發展出耐受性（tolerance）。這意味著成癮者需要愈來愈多的刺激來達到相同的快感，進而加劇對物質的依賴。當人體反覆經歷原本能帶來滿足感和獎勵的刺激時，最初的滿足感會逐漸減弱。

幾乎所有刺激物都會出現這種適應現象，包括酒精、類鴉片止痛藥、古柯鹼類興奮劑，以及常用於抗焦慮和安眠的苯二氮平類藥物等。

當適應現象持續出現，人體為了達到相同的快感，會需要更多的刺激，這是受細胞膜表面的神經傳導物質受體及其訊號特性所影響。刺激物的劑量通常必須呈等比級數增加才能再次感到滿足。如果希望本週感受到的藥品效果與上週相同，需要使用當初劑量的 2 倍，下週則需當初劑量的 4 倍等等。藥物對身體的有害作用會隨著累積用量遞增，讓陷入這種惡性循環的人遭受極大傷害。

我們天生會不斷尋找多巴胺刺激物，就像踏上逐漸加速的欲望跑步機（如圖 2-A 所示）。無論是滑手機、購買更多物品、食用更多具刺激性的有害食物，或進行更多不必要的旅行，這些行為都無法消除心中的不愉快與空虛感。

大腦接受到大大小小混雜在一起的多巴胺刺激，然後隨著這些刺激消失，獲得又失去的戒斷症狀，導致思緒無法穩定，壓力荷爾蒙一直維持在高點。這種狀況會因大腦適應性變得更嚴重，並對日常生活造成困擾。大腦的預設模式網絡（default mode network，簡稱 DMN）也會變得非常混亂，出現混合類似注意力不足過動症（Attention Deficit Hyperactive Disorder，簡稱 ADHD）、憂鬱症、焦慮問題的精神狀態。

預設模式網絡（DMN）是由內側前額葉皮質和後扣帶迴皮質（posterior cingulate cortex）等構成的腦內迴路，即便沒在做有意識的活動，這個迴路仍持續運作。這是由華盛頓大學醫學院教授馬庫斯・賴希勒（Marcus Raichle）發現的。他透過先進的功能性核磁共振造影（fMRI）技術發現，人

圖 2 ｜大腦有驚人的適應能力

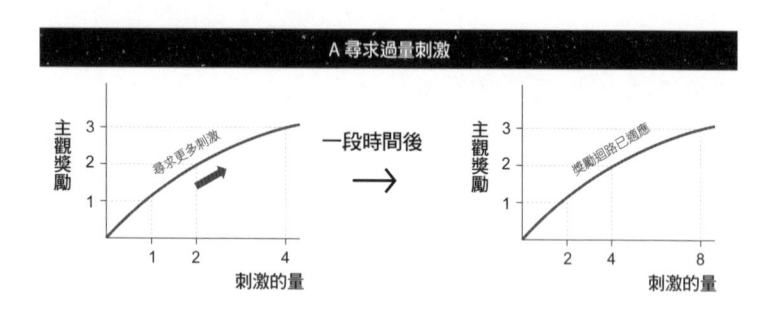

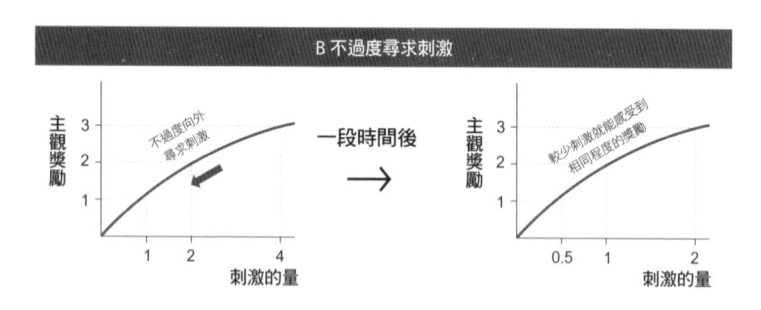

A 尋求過量刺激

主觀獎勵 vs 刺激的量：尋求更多刺激 → 一段時間後 → 獎勵迴路已適應

B 不過度尋求刺激

主觀獎勵 vs 刺激的量：不過度向外尋求刺激 → 一段時間後 → 較少刺激就能感受到相同程度的獎勵

（A）尋求更多多巴胺刺激物，即使帶來獎勵的刺激增多了，但因為受到適應現象的影響，所感受到的獎勵強度會恢復到原點。（B）相反地，如果減少刺激，不過度尋求多巴胺，雖然短時間內會感到不適，但隨著時間過去，就會適應改變，較少刺激就能感受到相同程度的快樂。

腦有個區域特別容易消耗能量，尤其在我們發呆、做白日夢時，這個區域會更活躍。馬庫斯將這個區域命名為預設模式網絡。

當情緒變得惶恐不安或鑽牛角尖時，預設模式網絡的活動力會過度旺盛，導致腦中大部分的能量被消耗掉，造成腦疲勞。用車子來比喻，相當於怠速空轉的狀態。結果原本好好的人開始變憂鬱、愈來愈多脂肪往腹部堆積。

打破匱乏感循環，重塑多巴胺平衡

當一個人長時間暴露在較強的刺激物中，從較弱刺激物接收的獎勵程度就會急遽下降，這是大腦獎勵系統的另一個特徵。大腦對各種會引起成癮的刺激物反應，透過功能性磁振造影、正子斷層造影的研究已得到證實（如圖 3）。這種補償原則是成癮者最後無法正常工作與生活的根本原因。

即使是非常強勁的刺激物，由於大腦的適應性反應，也會變得不夠刺激，而正常生活帶來的快樂可能變得索然無味。我們渴望得到更多獎勵（多巴胺），卻不可得，結果反而陷入絕望。想要追求快樂，卻導致更多痛苦。

在工業化之前，人們透過欣賞風景、聆聽蟲鳴鳥叫、冥

圖 3 ｜我們正處於被各種刺激轟猛炸的世界

（A）暴露在強烈刺激物中

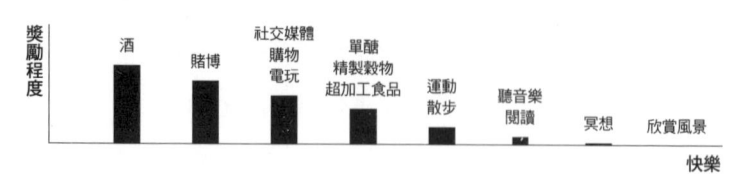

獎勵程度 / 快樂

柱狀圖由高至低：酒、賭博、社交媒體 購物 電玩、單醣 精製穀物 超加工食品、運動 散步、聽音樂 閱讀、冥想、欣賞風景

（B）暴露在更強烈的刺激物中

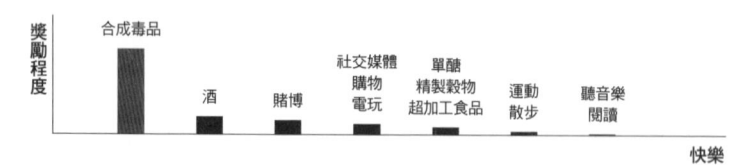

獎勵程度 / 快樂

柱狀圖由高至低：合成毒品、酒、賭博、社交媒體 購物 電玩、單醣 精製穀物 超加工食品、運動 散步、聽音樂 閱讀

（C）排除刺激物

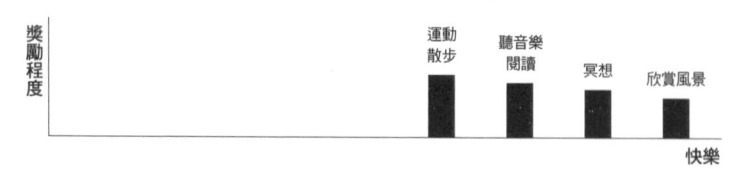

獎勵程度 / 快樂

柱狀圖：運動 散步、聽音樂 閱讀、冥想、欣賞風景

（A）遇到強烈刺激物時的快樂程度。（B）當遇上更強烈的刺激物時，現有刺激物因適應作用，所帶來的獎勵程度會愈來愈少。（C）如果戒斷不必要的刺激物，把時間投入更多正常活動，大腦的適應機制會發揮作用，讓正常活動的獎勵程度升高。即使戒斷之前的刺激物，快樂總量並沒有減少，反而提升。

想、閱讀、演奏樂器、散步等活動，就能帶來滿足；如今，這些活動帶來的獎勵程度早已不敵一支手機。當我們點開社群網路貼文、訊息通知聲響起、收到電郵或發現新影片時，身體釋出的多巴胺更強大，以致手機螢幕以外的真實世界看起來就像黑白畫面，有如海洛因成癮者眼中的世界。

許多人常覺得工作枯燥乏味，上班時很難專注。即使下了班，大腦也無法休息，根本沒意識到要好好照顧自己的身心。生活中缺乏閱讀、冥想、運動，導致身體健康與心理健康愈來愈差。當感知身體與心理狀態的感測器變得遲鈍，會讓人陷入莫名的緊張，這種情緒又變成另一種壓力，進而造成憂鬱、焦慮、睡眠障礙、疼痛、飲食控制障礙、慢性發炎與代謝疾病等問題。身體機能愈來愈差，心理也因為愈來愈不滿足而時常處於痛苦之中。

當想要快樂卻不可得，人往往就會陷入快速老化的惡性循環，變得更容易生病，受苦時間也更長。

我們明明只是一個每天消耗 2000 大卡熱量就能生存，只需半坪空間就可容身的生物個體，卻因追求等比級數增長的快感，即使擁有一座豪宅也滿足不了一個人的心。擁有 2,000，卻想要 4,000，欲求不滿，只會讓人一再處於匱乏、不滿足的痛苦狀態。

了解大腦的適應性反應，可以設計出對身心有益且具社會永續性的生活。透過寫下「重塑多巴胺」日誌，可以知道生活中有哪些刺激物會導致多巴胺分泌，並找出方法，減少接觸有害的強烈刺激物。

例如在什麼情況下，你會想吃甜食或喝酒？當下心情如何？為何會有這種念頭？是否只是口渴？還是感到有些壓力？喝杯水取代喝酒或含糖飲料，感受如何？又如就寢前看書，取代追劇、看 YouTube 影片有什麼感覺？搭捷運時，有意識的端正坐好或站好，專注在呼吸，不彎腰駝背看手機有什麼感覺？試著每天將這些問答記錄下來。

如此一來，當你點開入口網站或購物 APP 漫無目的開始滑手機前，就會暫停下來，思考以下問題：「原來我現在覺得自己缺少了什麼，為什麼會這樣？是肚子餓了？還是內心覺得難受？」這方法與認知行為治療（cognitive behavioral therapy）的主張一樣，比起壓抑自己「不該這樣做」，有意識的暫停下來思考，效果會更好。一味壓抑自己，只會像壓住彈簧一樣，一不小心反而會彈出去，引發更大的反應。

好消息是，重塑多巴胺不需要很長的時間，只要幾天就會有效果，你就會感覺到惡性循環減弱了。兩到三週後，日常生活就會產生極大變化；兩到三個月後，你的認知、情緒乃至體型，都會有所**轉變**。跟憂鬱症患者用藥物與認知行為治療來改善症狀，所需時間差不多。生活中的各項要素彼此之間相互連結，過量的刺激會造成身體與心理上的痛苦，甚至影響代謝與心血管系統。同樣的，只要改善一、兩項關鍵要素，就會對生活的各個層面帶來良好影響。

以我個人而言，我列出了一份多巴胺刺激物清單，並在日常生活中減少**攝取**酒精與咖啡，少用手機，減少攝取單醣、精製穀物與超加工食品。然後，我用這本書後面討論的日常活動來填補身體與精神上產生的空隙。我花了三個多月的時間，習慣這些改變帶來的些許不便與無聊，最後我體會到以前不曾領悟的事。我發現，當我平心靜氣地專注在呼吸與姿勢，大腦健康也恢復了。

即使捨棄了生活中許多能為我帶來快樂的刺激，我依然能延續日常中的樂趣。隨著壓力荷爾蒙的減少，我感受到的內在緊張感也得到了緩解。我啟動了良性循環，我的腰圍變小；端正坐或站的時間增加，身上的肌肉也愈來愈結實；以前工作時常感受到的疼痛感也變少；使用手機的時間減少，讓我有更多時間專注在工作，認知能力也有所提升，同時提高了工作效率。日常開銷減少，讓我手頭更寬裕，金錢問題衍生出的煩惱也變少。原本吞噬我的各種壓力逐漸變小。

刻意休息，避免腦疲勞

即使什麼事都不做，大腦依然不會休息。當你閉上眼，即使安靜坐著，沒專注在任何事情上，大腦仍不停歇，一直迸出各種想法，可能是對某個懸而未決的問題感到擔憂、對某件事感到後悔，或渴望達成某件事、擁有某樣東西，這種狀態稱為思緒漫遊。佛教稱此為「煩惱」。

從科學角度解釋煩惱，需運用複雜適應系統（complex adaptive system）的概念。複雜適應系統是指系統中的各元素會相互作用，而部分元素變化也會改變其他元素的非線型系統。以物價上漲為例或許更容易理解，當物價上漲時，民眾如果預期物價會繼續上漲，就會搶購、囤積，使物價漲得更劇烈。煩惱也一樣，一旦起心動念，煩惱只會愈來愈多。前面談到升糖負荷造成的惡性循環，以及多巴胺刺激物對各個層面帶來的壞處，都是細微變化影響各組成要素的例子。

如同佛教中，憤怒、貪念、憎恨等因素會相互作用，造成更大且有害的煩惱，現代醫學也認為，一個人平時的想法會形塑他的思考模式。就像一株原本可以長得很高大的樹，被綑綁起來後只能變成盆栽一樣，反覆出現的想法甚至會改變大腦連結迴路的構造與功能。一旦負面思考陷入膠著，便會引發憂鬱症、焦慮或慢性疼痛等疾病。

當一個人休息且沒有專注於某刺激或任務時，大腦中的預設模式網絡（DMN）會處於活躍狀態。DMN是由後扣帶迴皮質、內側前額葉皮質及顳頂葉交界處等區域構成，並連接下視丘、扁桃體、導水管周邊灰質等部位。拜此構造所賜，DMN可將身體內外的刺激送至腦部，調節情緒與獎勵，同時影響各個內臟器官對壓力的反應，是掌管腦中各區域相互作用，以及思考方式的重要角色。此外，DMN還會與過往經驗及記憶一起形塑個體的下意識思維系統。因此，以神經科學來說，DMN可解釋為認知主體的自我（ego）的實體，因為它形塑了我們的自我意識和個人身分。

為了迅速應對內外部訊息，人類需要依賴DMN。當一個人未專注於特定事物時，電話鈴聲或訊息通知本就可能引發緊張。然而，現代人受到手機通知轟炸，頻繁查看電子郵件、社群媒體或逛網站，導致大腦的DMN長期處於過度活躍狀態，難以集中注意力在真正重要的事情上。久而久之，這種狀態讓人習慣於注意力分散的多工處理模式，無法專注於單一任務。即便休息時，大腦仍無法有效放鬆，導致身心持續緊張。而在執行需要高度專注的工作（如學業、工作、訓練）時，則因注意力難以集中而頻頻出錯。這種低效率的大腦運作模式，與注意力不足過動症病人的情況極為相似（如圖 4 所示）。

在神經系統因外部刺激而變得緊張、專注力下降的脆弱狀態下，如果刺激多巴胺快速分泌的物質持續狂轟猛炸地誘惑大腦，人就難以靜下心來，並陷入疲勞和注意力變差的惡性循環。近年來，成人注意力不足過動症診斷病例激增，可能與這種環境變化有關。

相反的，當一個人高度專注於某項任務時，這種狀態被稱為心流（flow）。心流是一種在適當的動機和任務難度等條件下，個人能夠忘記時間，完全沉浸於任務中的狀態。在這種狀態下，思緒漫遊減少，DMN 也變得平靜。當進行需要高度熟練動作的任務，如演奏樂器或運動時，心流狀態能讓人發揮出最高水準。然而，現代生活中的種種干擾可能正在摧毀我們發揮最佳本領的潛力。

了解大腦預設，鍛鍊深度專注力

透過 fMRI 研究大腦的結果發現，罹患憂鬱症或慢性疼痛的患者，他們的 DMN 的連結性與一般人不同。這意味

圖 4 ｜內在的熵減訓練，從無序變有序

（A）暴露在強烈刺激物中

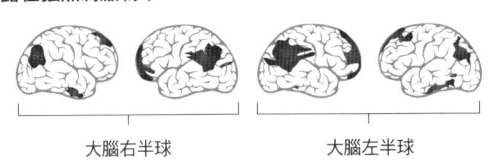

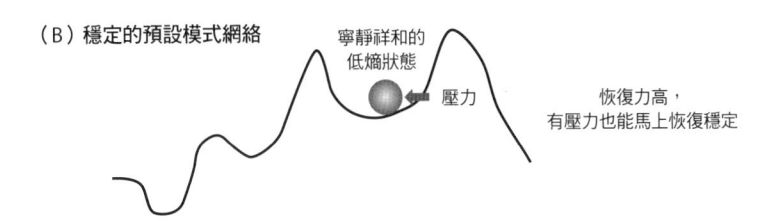

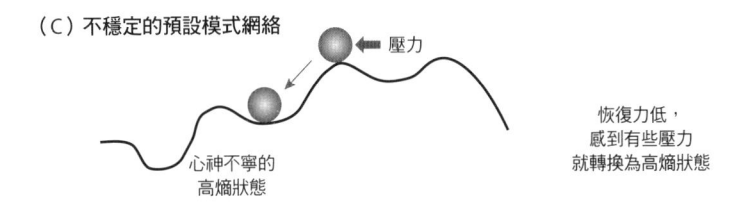

　　　大腦右半球　　　大腦左半球

（B）穩定的預設模式網絡

寧靜祥和的
低熵狀態

壓力

恢復力高，
有壓力也能馬上恢復穩定

（C）不穩定的預設模式網絡

壓力

心神不寧的
高熵狀態

恢復力低，
感到有些壓力
就轉換為高熵狀態

著 DMN 會影響動機、性格、焦慮和認知功能等各種心理因素。當一個人進行正念冥想時，這些連結性會以不同方式變化，使 DMN 穩定下來。其他研究也顯示，正念練習有助於恢復因成癮或憂鬱症等問題而受損的大腦功能。

DMN 就像由個人經歷的想法與感受所創造的動態函數。處於憂鬱狀態的大腦往往會對相同經驗做出負面判斷，而有慢性疼痛經驗的人，大腦會不斷將注意力集中在疼痛上，導致敏感度增加。即使客觀條件相同，主觀經驗也會因 DMN 的解釋而有所不同。

當然，單憑 DMN 無法完全解釋一個人的內心，而且目前醫學與生物學方面的研究仍然有限，人的心理依然是個未知領域。但根據迄今為止的科學觀察，考量到大腦的複雜適應系統特徵，假設心理系統內部存在一定程度的混亂或不確定性是合理的。熵是對這種系統的無秩序或混亂程度的衡量指標。心理系統的複雜性和適應性，使得它在面對不同的經驗和刺激時，會產生多樣化和不確定的反應。

寧靜祥和的內在心理狀態類似於低熵狀態，人會更容易專注於某件事，此時大腦的 DMN 也趨於平靜。然而，內部與外部的刺激會使原本穩定的內在狀態變得不穩定，感覺缺乏多巴胺，於是從平靜轉變為尋找新刺激的高熵狀態。

一旦陷入這種煩惱狀態，我們會不停地滑手機、更容易動怒，注意力下降，並且渴望刺激性的食物和冰涼的啤酒。想像一下，辛苦工作一整天後，下班還要擠在擁擠捷運裡的感受，你就會明白這種狀態了。

雖然享樂和暴飲暴食可以暫時安撫內心的不平靜，但從長遠來看，這些行為會使 DMN 的連結性變得更糟。想像你的內心就像一顆小球安放在一個凹槽裡，但這個凹槽卻變得又淺又窄，這樣一來即使只是受到一點點壓力，也會變得無法承受。不好的生活習慣會迫使 DMN 發生這樣的變化，進而引起憂鬱、焦慮、疼痛和憤怒。你會開始尋找能快速分泌多巴胺的刺激，如吃甜食、花錢消費、飲酒，陷入煩惱的惡性循環。

相反的，正念可以提高內在的恢復力。做正念練習並不困難，卻能讓安放小球（內心）的凹槽變得更深、更寬。正念練習的關鍵在於減少接觸有害的刺激，並專注於當下，而不是反覆回想或感受暴露在有害刺激的過程。有研究指出，短暫的深呼吸有助舒緩醫療人員的身心俱疲症候群（burnout syndrome），這是內在熵極高導致大腦麻痺的結果。

在擁擠的捷運車廂裡或等待電梯時，可以試著放下手機，將注意力集中在呼吸和自己的站姿。雖然一開始可能會覺得不自在，萬千思緒湧上心頭，手會習慣性去拿手機，但只要練習把注意力放在呼吸和姿勢，便能在日常生活中進行正念練習，即使沒有做出特定的姿勢或背誦經文等複雜的修練程序。

內在的熵減訓練類似於肌力運動。當一個人習慣分心、心神不定的狀態，心流彷彿是另一個世界的東西。然而，如果能持續練習專注於當下的事物，就能體會到更高層次的心理狀態。這就像持續做肌力運動，即使每天只投資少許時間，身體在幾個月內也會產生顯著變化。

一個人如果一天到晚躺在床上，一天會流失約 1% 的肌力，經常這樣，日後根本連運動的力氣都沒有。心智肌力也一樣，如果任由自己整天心神不寧，無法忍受安靜，想要打造穩定的大腦狀態，就會變得愈來愈困難。

身心靈相通，內在的熵會與其他生活領域相互作用。動物實驗及 fMRI 等研究顯示，攝取超加工食品、單醣和精製穀物帶來的代謝與神經學變化，以及依賴智慧手機等刺激物造成的成癮問題，都會影響大腦的預設模式網絡。這意味著，我們生活中的各個層面都是環環相扣的。為了避免身心靈陷入加速老化的循環，我們必須同時檢視和關照生活的每個面向。

逃避小痛苦，會陷入更大的痛苦

跑步會產生「跑者高潮」，這是長跑到一定距離時，大腦會釋放大量多巴胺和腦內啡，使人忘卻自我，感受到獎勵的滋味。我通常跑完 8 至 10 公里時，會達到這個狀態。有趣的是，我經常跑完後，才發現腳掌長出大水泡，這時才感覺到疼痛。

什麼原因促使醉心於跑者高潮的人，心甘情願的一再練跑，忍受跑步的痛苦，甚至承受受傷的考驗？投入高強度的體力活動時，在增強獎勵感的同時，也會減弱疼痛感。這或許是昔日追逐獵物或逃離猛獸的原始人類為了生存，演化而來的特性。

同樣的，我們有時為了達成某個目標，即使此任務會造成身體或心理層面的疼痛，我們仍會強忍著痛苦去執行。在完成任務的過程中，隨著執行能力逐漸提升，事情有所進展，起初感受到的痛苦程度也就跟著逐漸減弱。就好像大腦在「尋求獎勵」與「逃避痛苦」之間存在某種交易。活化某種神經迴路，就可減緩疼痛。

如果說多巴胺是獎勵和動機的主角，那麼類鴉片和類鴉片受體（如 M 型、K 型等）就是疼痛與鎮痛的主角。類鴉片是類似鴉片的物質，具有鎮痛效果，包括大腦自然分泌的物質，如腦內啡，以及外部注射的物質，如嗎啡（由鴉片提煉而來）。這些物質附著並傳遞訊號的受體稱為類鴉片受體。從生物學角度來看，注射會活化類鴉片訊號的物質到人體或動物身上，會同時活化多巴胺訊號；反之亦然。即使對糖分、酒精等刺激強度較弱的食品上癮，也能看出多巴胺和類鴉片訊號同時起作用的反應。

在肥胖治療藥物中，有一種藥物結合安非他酮和納曲酮的作用。安非他酮能持續增強多巴胺信號，減少因多巴胺不足導致的食物渴求；而納曲酮則能阻斷類鴉片信號，抑制因食物攝取而引發的腦內啡分泌。這種組合能同時降低食慾並調控進食帶來的愉悅感，有助於控制體重。

當我們透過人為方式大量接觸多巴胺，一旦刺激減少，便會覺得無聊與倦怠；類鴉片也一樣，因人為刺激活化之後，一旦刺激消失，我們就會感覺到疼痛。濫用芬太尼或海洛因等合成毒品的人，要是受到適應現象影響，在毒癮發作時，便會感到劇烈疼痛，一旦無法忍受，就會持續尋找刺激物，變得無法戒斷。在醫學上，這種成癮症狀可以透過使用類鴉片藥物（如美沙冬）加以治療。這類藥物不僅作用時間長,而且可以非常緩慢地減少每日使用劑量。

當疼痛來源存在時,若獲得能促進多巴胺分泌的獎勵,主觀上的疼痛感便會減弱。值得注意的是,多巴胺帶來的鎮痛效果,並非由多巴胺受體直接決定,而是受類鴉片受體的影響,若阻斷類鴉片受體,這種鎮痛作用便會消失。同樣的機制也適用於食物獎勵:即使不直接影響多巴胺受體,而是激活類鴉片受體,對糖分的愉悅感仍會增強,而對苦味的不適感則會減弱。

由於這種神經傳導的關聯性,長時間接觸能迅速帶來獎勵的刺激,如智慧手機、糖、酒精或購物 APP,可能加劇不適感與痛苦。就像在下降的手扶梯拚命向上奔跑,卻始終無法抵達目的地一樣,無論如何享樂、消費或擁有更多,卻依然無法消除內心的痛苦。

才 30 出頭,身體機能卻像 70 歲

如果只知道用外在刺激或工作成就等獎勵來填滿生活,迴避任何運動、長期姿勢不良,會造成什麼後果?

有位 30 多歲女性患者 D,從幾個月前開始覺得全身上下尤其腰部和脖子,疼痛感愈來愈嚴重,連去上班都有困

難。她的體型非常瘦，除開車上下班外，完全沒有運動。她說自己是光喝水就會發胖的體質，打從 20 歲起就不停的減肥，嚴格控制飲食，每天只攝取極少熱量。結果就是現在這樣，腰椎與頸椎前彎弧度消失（平背症候群），肌力明顯減退，才 30 出頭，身體機能卻宛如 70 多歲的老人。

由於疼痛感日益加劇，她說自己難以維持端正坐姿，加上沒時間，也沒多餘精力，根本不運動。此外，她常覺得疲勞、憂鬱。因為長期消化不良，她幾乎不敢吃肉，經常只吃零食，取代正餐。下班後，忙完家務，再滑一下手機和平板便上床睡覺了。雖然有到復健科看醫生打針、吃止痛藥，也有接受物理治療，但效果有限。

雖然她的體重較輕，體脂率卻相當高，這是大多數年輕偏瘦女性面臨的泡芙人典型案例。BMI 雖未超標，體脂肪超標也是肥胖。臨床上，這可診斷為肌肉比例低於正常標準的肌少性肥胖，即同時有肌少症和肥胖症。由於她成年後完全沒有努力維持肌肉量與身體機能，以致現在面臨肌肉骨骼系統加速老化的問題。若持續維持這個狀態，不僅漫長的後半生會成為醫院治療腰椎與頸椎的常客，甚至可能提早罹患糖尿病、非酒精性脂肪肝、高血脂等代謝疾病。

我們常把規律運動、端正姿勢、營養均衡，當作很麻煩或很痛苦的事,但對維護健康來說,卻是日常生活中最重要的事。以這位女性病人來說,晉升、加薪,是她在職場上認真工作的動力(多巴胺),但這些刺激帶來的獎勵卻必然會遞減。當多巴胺產生的鎮痛效果逐漸消失,最後就是感到全身不適與疼痛加劇了。

D女士經歷的病痛只是眾多人的縮影。大多數人的生活中都缺乏包含運動在內的保健活動。我們以為年少時好好讀書,然後考上好大學,最後出社會後賺很多錢,就可以擁有好人生。然而,長久忽略健康的結果,就是身體機能被嚴重破壞,工作效能與生活品質也深受影響。

對於20到30多歲的年輕世代來說,加速老化的概念、慢性疾病、身體及精神方面的功能衰退等問題似乎很遙遠,真正緊急的反而是這週要完成的報告和每個月要償還的信用卡債或貸款。只要手指點一、兩下,炸雞、啤酒就會送到家,親手煮小扁豆(低熱量、營養豐富,近來在韓國頗受減重者**歡迎**)實在很麻煩,一想到肌力運動,更覺得提不起勁。但唯有克服心理的重重障礙,才能開啟多方面改善日常生活的良性循環。

建議採取兩種方法:第一,了解生活中加速衰老的潛在負面因素,並逐一避開或減少接觸;第二,創造習慣迴路,尤其是那些對身體有益，在認知上卻感覺不舒服的事，可利用這個方法逐漸適應、調適。

如何在短時間內，改掉長期養成的惡習？

A先生是年近40歲的單身IT研發工程師，因工作時間長，早已身心俱疲。但公司不斷擴張，業務需求也愈來愈重，壓力跟著大增。下班後筋疲力盡，喝杯啤酒成了他唯一的紓壓方式。疫情期間，與人碰面的聚會減少了，但他獨飲的酒量卻增加，這就是問題的開端。

A的自我效能感開始降低，憂鬱情緒愈來愈嚴重，並出現職業倦怠。在朋友的勸說下，A來到我的診間。他的血壓、尿酸和高血脂數值慘不忍睹，很明顯地，加速老化的循環正在摧毀他的身體。

在我的處方與生活建議下，後來他成功改掉下班後酗酒的習慣，因為壓力、糟糕的睡眠品質、長期的不良飲食習慣及攝取酒精引起的高血壓問題，也慢慢恢復正常。幾週後，他明顯感受到專注力與工作效率改善了許多，自我效能也恢復了。這些變化創造了良性循環，使他開始投入以前從未想過的運動。

改變生活習慣不容易,究竟 A 是如何在短時間內改掉長期養成的惡習?

首先必須有所覺悟。一個人要具體了解目前面臨的問題、解決不了會衍生的後果,以及解決後可改善之處,才能克服長期養成的惰性,轉換人生方向。

A 清楚了解血壓與血液檢查數字背後的警訊,也認真理解錯誤生活習慣如何造成加速老化循環。這讓他產生一種態度,認為要改善目前的飲酒習慣才能提高自我效能,同時提升身心方面的機能。

有了正確的心態後,接下來要消除不良習慣迴路,建立良好習慣迴路。除了成癮迴路外,人的大腦也有習慣迴路。簡單來說,這個習慣迴路是由「訊號→啟動迴路、行動→達成目標、得到獎勵」所組成(圖 5-A)。

以下班喝杯啤酒的習慣為例,訊號包含在公司與下班路上感受到的壓力、回家路上看到的啤酒廣告、通知下班時間到了的時針,以及隨著晚餐時間到來,感到肚子餓、口渴等,這些可能形成俄羅斯生理學家巴夫洛夫(Ivan Petrovich Pavlov)所說的制約反射習慣。如果大腦根據這些訊號從冰箱中取出啤酒來喝,就會分泌多巴胺與腦內啡。當人感到口渴時,只要補充水分便能獲得獎勵,這份獎勵再加上酒精帶來的獎勵，會使人得到更大的滿足，因此下班後來杯啤酒形成強有力的習慣迴路。

目標（理智）或獎勵（本能）就像燃料，可用來維持習慣迴路，只要增強或摒除這些燃料，就能建立好習慣或戒除壞習慣（圖 5-C）。由於每個人的迴路結構不同，因此必須自行劃分想法與行為後再進行分析。

對 A 來說，他的具體目標是「長時間工作後，喝幾杯啤酒，然後倒頭就睡」，而且他相信這麼做，隔天才能夠早起並準時出門上班，可是酒後入睡會導致睡眠結構斷斷續續，無法正常延續，以致睡眠無法進入快速動眼期，造成隔天的認知功能與工作效率變得更差。

只要掌握最主要的習慣迴路動力來源，就能利用它來削弱這個迴路。我讓 A 在到家前先服用少量可減輕酒精戒斷症狀的藥物，並請他到家後先暫時休息一下再就寢。如果這麼做能成功度過沒有酒的前幾天，之後就可以安排更合適的活動來充實晚上的時光，並逐漸減少藥物服用量。

每個人用來維持習慣迴路的燃料都不同，所以要根據認知行為治療來仔細觀察該迴路是如何形成的，然後根據狀況加以分析行為，進而改正習慣性的行為。我本來也很喜歡喝酒，雖然每年會戒酒兩到三個月，但是遲遲無法完全把酒戒

圖 5 │每個習慣都存在一個迴路

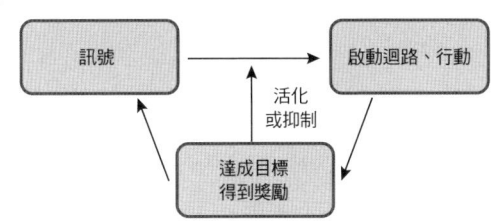

(A) 習慣迴路

訊號 → 啟動迴路、行動
達成目標得到獎勵
活化或抑制

(B) 增強循環

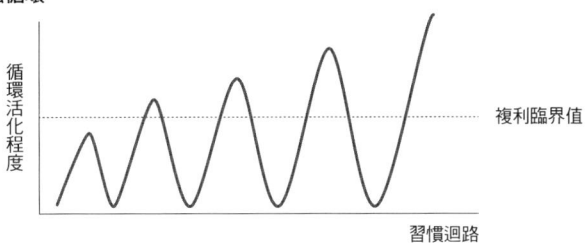

循環活化程度

複利臨界值

習慣迴路

(C) 衰減循環

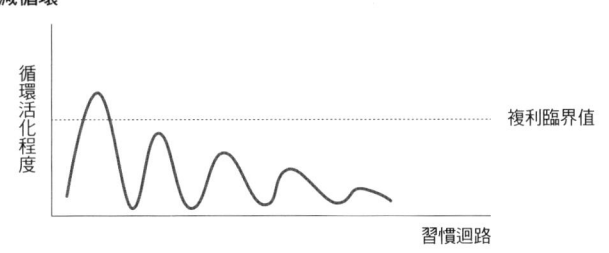

循環活化程度

複利臨界值

習慣迴路

資料來源：參考查爾斯·杜希格（Charles Duhigg），《為什麼我們這樣生活，那樣工作？》（*The Power of Habit*）。

掉，有時明明只是小酌而已，隔天一早竟覺得認知功能變差了。聽過醉猴假說（drunken monkey hypothesis，人類自猿類時代起就開始享用水果等食物中含有的自然發酵酒精）後，我得出的結論是，熱愛酒精其實跟糖中毒沒有什麼不同。

平常運動後因流汗口渴，我習慣灌下一瓶啤酒，但當我改為喝下一杯 330 毫升的乳清蛋白飲之後，我突然意識到，口渴對我來說是一種「訊號」，解渴則是一種「獎勵」。在那之後，每當我運動完或下班後，都會充分補充清涼的開水，讓自己不會感到口渴，如此一來就不會想喝啤酒了，同時能長期維持戒酒狀態。

行為本身會強化習慣，因此設定障礙以防止自己破戒也是好方法。例如，要戒酒，可以把酒放在不易看到的地方，並且避免前往需要喝酒的場合。不過，只要習慣迴路還存在，設定障礙是沒有用的，因此障礙不能是唯一手段。為了消除不良習慣，最好同時動用理智的力量、設定障礙等所有可用資源。

查爾斯・杜希格（Charles Duhigg）在《為什麼我們這樣生活，那樣工作？》一書中，透過各種科學觀察與案例研究，提供讀者諸多改掉不良生活習慣並養成良好習慣的好點子。書中提到，「若是沒有付出一番努力，是改不掉抽菸、酒精成癮、暴飲暴食等根深柢固的習慣的。⋯⋯不過，只要掌握習慣的機制，我們就可以在許多地方找到有助我們相對容易學習新行為的智慧。⋯⋯然而，為了靠自己的力量來改變習慣，我們必須探究會刺激習慣行為的訊號、欲望與獎勵，並找到可以用建設性行為來取代具自我毀滅性重複行為的辦法。就算我們清楚知道會誘發習慣行為的訊號與欲望，該行為也不會一夕之間就消失不見，但至少我們已經找出線索來規劃如何改變這個模式。」

讓不適變舒適，養成好習慣的過程

許多人似乎放棄養成良好習慣，只勉強履行醫師、職場或家庭中被強制賦予的責任。就連患有肌少症的病患也常抱怨肌力運動太麻煩，不想做。

問人們平常做哪些運動鍛鍊身體，多數人會回答「每天走路 30 分鐘到 1 小時」。尤其是女性，即便年輕時也很少關注肌肉健康，反而擔心體重增加或腿變粗，於是長期維持會導致肌肉流失的生活習慣。結果許多人因肌肉不足出現腰痛、頸痛、肩痛，甚至連坐姿都難以維持。若不改善，肌肉將加速退化，最終可能衰弱到連行走都變得困難。

在老年醫學科醫師眼中，目前的生活習慣會反映出未來 10 年、20 年的脊椎狀態。

意識到身體機能對美好人生的重要性，是改善的起點。良好的身體機能，可以提升我們應對生活壓力的能力，但若身體機能受損，不僅會讓基本的日常生活變得困難，還可能引發更深層的惡性循環，影響其他重要的生活面向。因此，及早意識到這一點至關重要。

人往往只有在身體出現重大狀況時，才能真正領悟健康的重要，這是人的本性。因此，希望你能透過閱讀這本書，了解應該關注哪些方面，以維持長期健康與舒適的生活。

有危機意識後，接下來要建立習慣迴路，設計方法將運動放在優先順位，並融入日常生活，才能讓運動變成可以持續的習慣。許多人下班回到家後，要不是繼續忙著處理家務瑣事，就是窩在沙發上追劇，以此結束疲累的一天。這樣的生活作息，會使體力逐漸變差，最後身上只剩下僵硬的關節和肥厚的脂肪。

一旦養成運動的習慣，身體就會開始形成良性循環。一天只需花 15 到 20 分鐘，用智慧手機的月曆 App 記錄每天的行程，開始進行簡單的徒手運動。居家訓練之所以行不通，主要是受到「在家躺著看 YouTube 就睡著了」的環境訊號影響。碰到這種情況時,只要稍微改變房間的環境,營造出能馬上運動的氛圍即可。

晚上筋疲力盡時,恐怕難以憑藉意志力去運動,因此也可以善用上班時的午餐時段。如果這也行不通,可能需要請假進行短期的密集復健治療,以恢復身體狀態。只要每天反覆練習,兩到三週後,便能感受到生活各面向的快速改善。運動強度也能逐漸提高,身體也能慢慢釋放更多腦內啡與多巴胺。雖然因人而異,但通常只要維持 4 到 6 週,習慣迴路就能形成,讓運動成為你的生活習慣。

有了健康的生活習慣,就比較不會去參加非必要的公司聚餐,或是下班後喝酒,也會更懂得檢討及重組生活作息,這些都是累積內在能力的重要基礎。

> 大腦有成癮迴路,也有習慣迴路。我平常運動後,會灌下一瓶啤酒才覺得過癮,但當我改喝一杯冰涼的乳清蛋白飲後,突然意識到,運動後口渴是個「訊號」,而我不需要靠啤酒才能解渴。

強化內在能力，逆轉衰老最可靠的方法

有種概念叫做恆定性（homeostasis），指的是生物體在面對外界環境變化時，能夠維持內在環境穩定的能力。假如無法維持恆定性，生物體將難以生存。拜恆定性控制系統（包括神經系統、內分泌系統和免疫系統等）所賜，人體能夠將生存所需的多樣變數（如體溫、血糖水平、酸鹼平衡等）維持在極小的誤差範圍內，進而保持最佳狀態，例如體溫升高時，人體會流汗散熱等。這些調節機制使得人體能夠在變化的環境中保持穩定，確保生理功能的正常運作。

醫學上可以測量和管理的恆定性相關變數多達數百種，包括熱量（卡路里）攝取與消耗的差異、水分的攝取與排出、心臟輸出功率的調節、體溫、電解質、血糖與葡萄糖合成、腸道運動的速度、維持運動功能的神經傳導物質平衡、睡眠模式等。在分子生物學上可以觀察到的變數，也是無窮無盡。

令人訝異的是，大多數人在罹患某種疾病之前，甚至無法察覺這些變數的存在，就像絕大多數人開燈時沒有意識到牆上開關背後有複雜的電線線路，理所當然的認為轉動水龍

頭就會有水流出來，時間到了火車就會到站一樣。只有在某個事件或意外發生時，大家才會意識到這些現代奇蹟在我們生活的重要。

儘管內外在環境不斷變化，身體系統會透過內在的調節機制來保持平衡。但即使面對相同的壓力，為了維持恆定要付出的代價，卻會依據身體系統的狀態而有大幅差異。

「身體調適負荷」（allostatic load）這個概念則是指身體因長期暴露在外在壓力源所積累的生理性負荷。當壓力在我們可承受範圍內，身體只需付出一些努力就能維持系統的恆定性，這稱為低身體調適負荷。當壓力累積超過我們所能承受的，即使是相同的壓力事件，身體需動用更多的資源和能量來應對，這稱為高身體調適負荷，可能會導致疲勞、壓力增加和其他健康問題。

如圖 6 所示，向右延伸出去的壓力箭頭長度一樣（壓力相同），但由於身體調適負荷程度不同，為了恢復恆定性，圖 6-B 將球拉向中間所需動用的資源遠大於圖 6-A。

不只是壓力，肌力也一樣。假設端正坐在椅子上需要約 50 的肌力來維持姿勢，而你的肌力只有 51（安全範圍為 1），由於只要躺在床上幾天，肌力就會下降，一旦降至 49，你就無法再好好端正坐在椅子上，須靠復健恢復身體機

圖6 ｜為什麼你會被壓力困住？

（A）壓力在內在能力可承受的範圍內

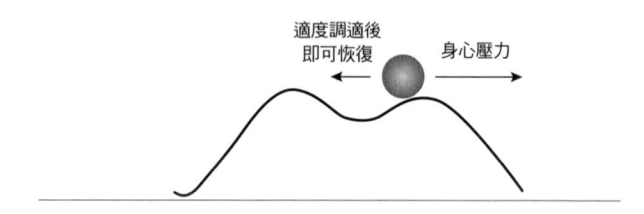

適度調適後即可恢復　←　●　→　身心壓力

（B）壓力累積超過內在能力可承受的範圍時

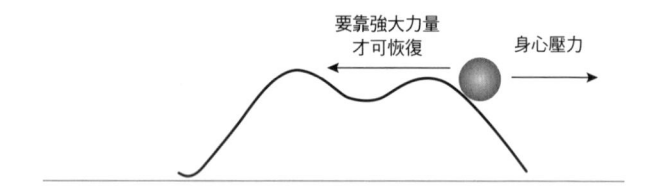

要靠強大力量才可恢復　←　　　●　→　身心壓力

（A）當壓力在內在能力可承受範圍內，只需付出一些努力（低身體調適負荷），就能維持系統的恆定性。（B）當累積的壓力超出內在能力可以承受的，就算是同等壓力也得耗費相當大的力氣（高身體調適負荷），才能維持恆定性。

能，且要付出相當大的努力。相反地，如果平時肌力達到 90（安全範圍為 40），即使生病導致肌力降至 80，也不會影響坐在椅子上的能力。只要保持原有的生活和運動習慣，肌力很快就能恢復到以前的水準。

體重也一樣。如果人體長期處於過高的升糖負荷，身體又不活動，那麼身體燃燒多餘熱量的系統就會故障，導致維持能量平衡的內在能力下降，體重急遽增加。

精神科學領域很早就提出復原力與內在能力的關係，精神科醫生湯瑪斯·霍爾姆斯（Thomas Holmes）與理查·拉赫（Richard Rahe）在 1967 年就開發出社會再適應量表（Social Readjustment Rating Scale），用來衡量生活事件所造成的壓力。表 1 就是參考此量表設計的壓力量表。

對過去一年所發生的各項壓力事件評分（最高分是 100），總分達到 300 分以上者，表示處於高壓狀態，引起身心問題的可能性達到 80%；總分介於 150 到 299 分之間的人承受中度壓力，引起身心問題的可能性為 50%。

但此量表並未考慮個人的復原力（即假設每個人的內在能力都一樣），如果你的復原力很差，即使總分只有 50 分，也極可能面臨身心問題。因此，除了時常檢視生活中的壓力有多大，並留意我們為了應對壓力而進行的活動或生活

表 1 ｜社會再適應評估量表

項目	分數	項目	分數
配偶喪亡	100	職場職責變動	29
離婚	73	子女離家	29
夫妻失和分居	65	與姻親發生衝突	29
入獄	63	個人特殊成就	28
家人喪亡	63	夫妻開始雙薪生活	26
個人受傷或生病	53	生活環境改變	25
結婚	50	改變個人習慣	24
被解雇	47	跟主管起衝突	23
再婚	45	搬家	20
退休	45	工作時間或環境變動	20
家人健康問題	44	轉學	20
懷孕	40	改變興趣	19
兩性問題	39	改變宗教活動	19
家庭成員增加	39	改變社交活動	18
業務重新調整	39	小額擔保或貸款	17
財務狀況異動	38	睡眠習慣改變	16
摯友喪亡	37	家人團聚次數改變	15
轉職	36	飲食習慣改變	15
與配偶經常起口角	35	休假	13
鉅額擔保或貸款	32	主要節日	12
擔保貸款被扣押	30	輕微觸法	11

習慣,是否成為新的壓力源之外,增進復原力與內在能力也至關緊要。

匱乏感會窄化認知視野,讓你陷入重重壓力

經濟學教授森迪爾・穆蘭納珊(Sendhil Mullainathan)在《匱乏經濟學》(Scarcity)一書中,將內在能力解釋為「認知頻寬」(bandwidth)。當金錢和時間匱乏時,這種匱乏感會佔據我們的「認知頻寬」,改變人的心理機制,導致我們進入一種隧道效應,認知視野就會窄化,難以進行更周延的思考,很容易以錯誤的方式回應面臨的問題。受金錢匱乏等因素而使內在能力被吞噬的人,往往會一再做出目光短淺的決策。

要擺脫這種稀缺心態,可以透過自我覺察與習慣迴路的重設,化解那些占用內在能力的壓力因素,甚至改變生活習慣,例如規律運動、鍛鍊肌力,就能改善代謝系統承受升糖負荷的內在能力。

長期從事認知活動,經常做複雜思考與持續學習的人,即使大腦明顯萎縮,但在診斷失智症的認知功能檢查中,往往不易發現異常,表明這些人在認知領域的內在能力較高。

同樣地，如果一個人的心理內在能力是一般人的兩倍，即使社會再適應量表總分達 250 分，他也能夠承受。

在現代社會中，我們經常對自己的身心施加壓力，導致內在能力被不必要的因素所吞噬。例如愛吃超加工食品或甜食；愛喝酒、抽菸；手機不離手等等。依賴這些人工刺激物，會導致多巴胺的異常釋放，這種過度刺激會讓大腦逐漸依賴這些外部刺激來獲得愉悅感，而不是依靠自然的行為和成就。這些都會消耗你的內在能力。

標準化作業制度下的重複性工作，以及科層體制、專業化造成的工作分工，也會對內在能力產生影響。當任務工作被細分且具高度重複性，雖能提高資本的生產效能並方便管理，卻也會消磨勞動者的身心健康。

有些人每天八小時重複相同的工作；有些人必須長時間坐在椅子上，導致肌肉骨骼系統難以承受；還有一些人必須站著維持相同姿勢長達八小時。當這種潛在壓力累積到一定程度，即使只是額外增加些許壓力，也會導致內在能力下降，引發身心方面的痛苦。

隨著年齡增長，不良的生活習慣，會逐漸對身體的結構與功能造成傷害，這些變化通常是肉眼無法察覺的。這些問題會導致身體承受壓力的能力下降，進而使身體和精神方面的內在能力隨著衰老而逐漸減弱。

在醫學上,這種現象被稱為衰弱(frailty)。衰弱在臨床上有 5 個診斷指標,包括非刻意的體重減輕、肌力下降、行走速度變慢、自述疲憊感、體能活動度降低等。5 項符合 3 項以上,即可定義為衰弱。衰弱使人變得脆弱,更難以維持身體的恆定,易衍生出許多健康上的問題。

提高內在能力可延緩功能衰弱。有運動習慣,常進行認知活動,並將整體內在能力保持在高水準的人,即使類澱粉蛋白沉積引起神經病變、大腦明顯萎縮,他的外顯功能往往仍能保持正常。相反地,若內在能力很弱,即使只是輕微的腦部病變,也可能對日常生活造成很大影響。幫助大家有效提升身體機能、認知功能、心理健康、疾病預防等多方面的內在能力,學習在不同生命階段保持健康,正是這本書要深入探討的重點。

> 沒病不代表健康,衰弱是另一個重要的健康指標,會直接影響日常生活功能和生活品質。

健康的四大支柱

我們的思考（預設模式網絡）、能量代謝及肌肉骨骼系統是相互作用的。內在能力是個人可以利用的身體和心理能力。沒生病不代表健康，你還需要強健的內在能力。

內在能力涵蓋行動能力、認知、幸福感、活力、視覺與聽覺感官，以及從壓力事件恢復功能的復原力。將這些因素進行定量評估後再加總，就可繪製出一個人從出生到死亡的時間—機能對應軸（如圖 7 所示）。

圖 7 的 C 曲線代表平均內在能力，A 曲線代表成功延緩衰老。明明生活可以過得像 A 曲線一樣，卻偏偏總是活得太趕，像 B 曲線呈現出加速老化的樣貌。你生活的方式，正在決定你衰老的速度。你是處於高速老化，還是低速衰老，取決於你的身體機能、認知能力、心理幸福感、活力等條件。想要延緩老化速度，就不該沉溺在酒精、超級加工食品、久坐不動等不良習慣的惡性循環中，有意識地替自己做出更理想的健康決定。

許多人誤以為只要解決在某個身體系統的問題，就能改善內在能力。例如建議肌肉持續減少的人多**攝取蛋白質**，多

圖7｜工作能力強不夠，你更需要強化你的內在能力

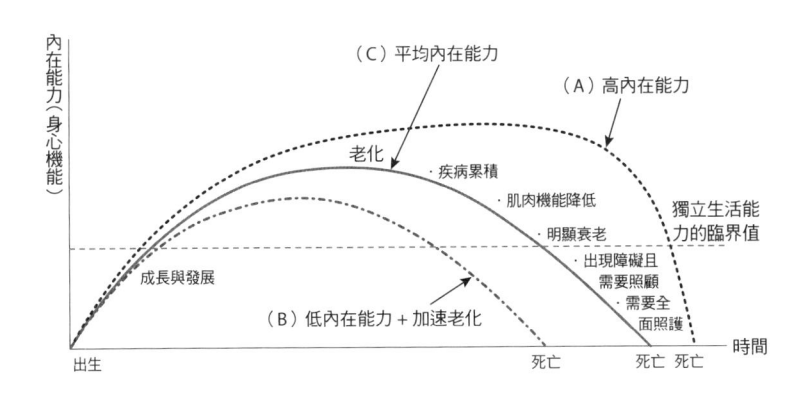

內在能力（身心機能）

（C）平均內在能力
（A）高內在能力
老化
・疾病累積
・肌肉機能降低
・明顯衰老
・出現障礙且需要照顧
・需要全面照護
獨立生活能力的臨界值
成長與發展
（B）低內在能力＋加速老化
出生　　　　　　　　　　　死亡　死亡　死亡　時間

▲ 你的生活方式，決定你衰老的速度。明明可以活得像 A 曲線一樣健康到終老，有人卻活得太趕，像 B 曲線一樣加速老化。

補充蛋白質本身並沒有錯,但那不是肌肉持續減少的唯一原因。根據我的看診經驗,由於各系統之間的不平衡是相互牽連的,只要某個系統的問題沒解決,往往會影響並凸顯出其他系統的問題。

有一名中年婦女 C 前來就診,她表示自己身體虛弱、體重減輕,而且可能患有失智症。她經常感到緊張且非常敏感,有失眠問題,一天睡不到六小時。吃一點點東西就會感到腹痛,特別是肉類很不容易消化,以致她經常食慾不振。她說她有運動,每天會散步 30 分鐘。過去三年,她經常覺得疲倦,對每件事都感到力不從心,不僅專注力下降,記性也愈來愈差。她擔心罹患早期失智症,曾去就醫,被診斷為輕度認知障礙,已開始服用相關藥物。但吃了藥之後,不僅變得更沒食慾,神經也更緊繃。因為會腹痛,後來又追加胃藥,卻又引發嚴重的便秘。從基本的血液檢查和大腦成像照片中,都沒有發現異樣。我安排她做進一步的血液檢查,觀察到她的維生素 D 數值偏低。

以她的情況,僅治療認知功能減退或消化障礙等表面症狀,無法從根本解決問題。經過詳細問診與檢視過往病歷後,我發現 C 女士長期承受的緊張與壓力,增加了她的憂鬱症狀與敏感度(與預設模式網絡過度活躍有關),導致消化系統無法正常運作。由於無法充分吸收營養，使得肌肉量與身體機能持續下降。憂鬱、焦慮與睡眠障礙影響了壓力荷爾蒙的分泌，進而影響專注力與認知能力。

我向她說明這些讓她陷入緊張與焦慮的生理機制，以及導致這些問題的生活習慣後，除了開藥，避免她的憂鬱情緒對身體造成進一步傷害之外，也建議她均衡飲食與養成做更高強度運動的習慣。結果，不到兩個月的時間，她的體重逐漸恢復，認知能力也改善了。

實際上，我還沒用藥物或大腦保健品來治療她的認知能力下降，只是先矯正她的慢性緊張與壓力相關問題，她的症狀就開始改善了。這個例子顯示現今醫療系統僅治療不適部位的局限性。

如同一直在意體重機上的數字不會改變你的體型一樣，構成內在能力的各個系統是相互影響的，必須採用更全面、更根本的方法，才能真的解決問題。很多人因為不理解這種複雜適應系統相互作用的原理，只懂得頭痛醫頭，腳痛醫腳，結果病怎麼看都看不好。

在意識到各系統之間的關聯性後，每當我觀察人們的生活時，我經常很感慨地發現，許多人追尋的人生目標其實會削弱他們的內在能力。替孩子捕魚，而不是教孩子如何捕魚的教養方式,剝奪了孩子學習紀律與培養問題解決能力的機會,而這些都是內在能力的重要組成要素。高學歷與社會地位被當作是獲取財富的墊腳石,只把人生目標放在賺更多錢,取得更高成就上,反映出許多人極重視追求外在亮眼,卻輕忽增進內在能力的心態。我們的身體系統正與結構不良的社會系統相結合,而且正在失去平衡。

用進廢退,當你少用身體機能和認知功能,這些能力就會逐漸退化。追求過度的舒適感和快樂來消除壓力和無聊,會導致內在能力的下降。結果年紀未到,身心卻已老化。

想要健康到老,必須維持並增強內在能力。如果內在能力低落,遇上突如其來的巨大壓力,可能引發疾病或增加疾病發作的風險(圖 8-A)。但適度的壓力反而有助於逐漸發展內在能力(圖 8-B)。不斷開發內在能力,即使面對極大壓力,也不會受到太大傷害(圖 8-C)。

以深蹲為例,平時不運動的人突然嘗試 80 公斤的深蹲,可能會傷到膝蓋或腰部。若無法確切掌握肌肉骨骼系統的內在能力,採用錯誤方式運動或超過負荷,即使年輕健康的人也會受傷,而一旦停止運動,身體機能會再次退化。

因此,終其一生,我們都應努力維持或提升內在能力,而且要用對方法鍛鍊。

圖 8 ｜為什麼一有壓力，你的身體就出狀況？

（A）內在能力低

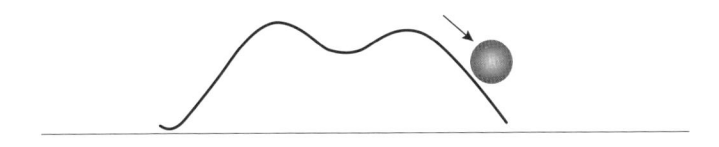

（B）內在能力改善後

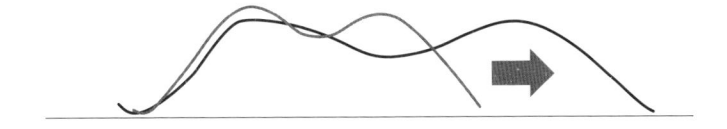

（C）內在能力高

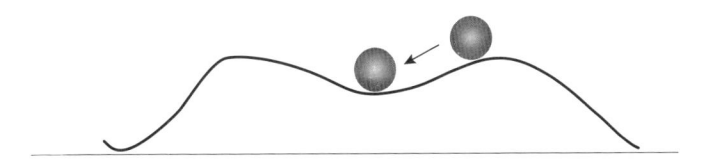

有些父母為孩子營造溫室般的環境，讓他們過著舒適的生活，實際上卻削弱了孩子鍛鍊內在能力的機會。許多人都知道規律運動有益健康，卻把運動當勞動，不願投入時間。當身體出現問題，就去求助醫生，很少自己思考問題的根本原因。等症狀一緩解，就又回到原本的生活習慣。

　　現代醫學的專業化與分工化雖然帶來了許多進步，但也存在一些問題。許多醫生只能把有限的看診時間用在了解表面症狀，難以顧及其他。在精神科，如果身體異狀被診斷為非精神問題，該症狀便會被排除在精神科的治療；在內科，若檢查未發現身體有明顯異狀，醫生往往將其歸類為心理因素。由於病患在治療過程中仍然保持不良生活習慣，身體狀況只會隨時間惡化，導致就診次數、藥物及保健食品的使用量一直增加，但病情卻未明顯改善。

　　了解並增進自己的內在能力，能避免陷入這樣的惡性循環，而且能延緩衰老，即使年紀增長，也不容易顯老，還能長期享受獨立的日常生活，這正是世界衛生組織所說的健康老化與成功老化（圖9）。

　　對年輕世代來說，成功老化是重要的人生課題。以韓國來說，由於人口結構呈現倒三角形發展，目前30到40多歲的人在年老時的移轉所得（來自政府或企業的福利，而非親

圖 9｜年輕時形塑的生活方式會構成老年期的內在能力

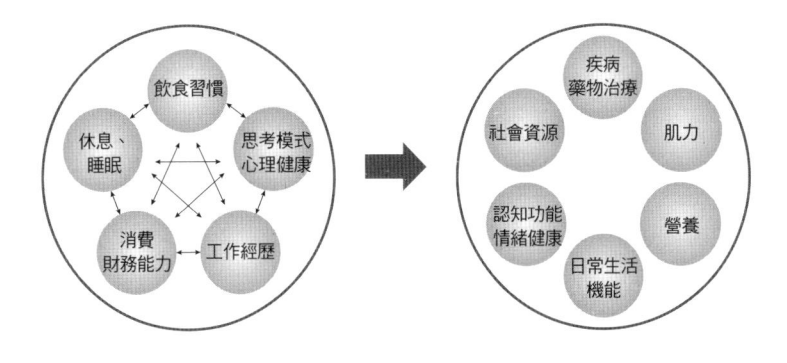

左圈：飲食習慣、思考模式 心理健康、工作經歷、消費 財務能力、休息、睡眠

右圈：疾病 藥物治療、肌力、營養、日常生活機能、認知功能 情緒健康、社會資源

▲ 對年輕世代來說，如何成功老化是重要的人生課題，也是必須學習的生存本能。

自參與生產）可能會減少，難以過獨立的日常生活，且在身體與情緒方面，可能得不到年輕世代的照顧。

姿勢、運動、飲食習慣與睡眠會影響身體的代謝特性與壓力反應，這些因素又與恆常性調節系統及潛在思考系統（預設模式網絡）密切相關。日常飲食、特別喜愛的食物、享受休閒時光的方法，都會影響獎勵系統、習慣迴路與思考模式，而思考模式則決定我們看待世界的方式。一旦某個系統的功能開始變差，其他系統的功能也會隨之下降。所有系統都必須保持健康，才能維持自然且流暢的全方位功能。這讓我想起俄國作家托爾斯泰（Leo Tolstoy）的經典作品《安娜·卡列妮娜》（*Anna Karenina*）中的名言：「幸福的家庭都是相似的，不幸的家庭各有各的不幸。」

從下一個章節開始，我會說明改善各項內在能力的具體辦法。雖然有許多專家提供了各種做法，但最簡潔且最容易理解的是美國醫院協會（American Hospital Association）、美國老年醫學協會（American Geriatrics Society）等組織推廣的 4M 健康管理方案，涵蓋行動能力（Mobility）、心理健康（Mentation）、醫療與保健（Medical issues）、最重要的事（What Matters）。我會從這四大主軸（如圖10）逐一幫助你開發與維護你的內在能力。

圖 10 ｜增強內在能力的 4M 管理計畫

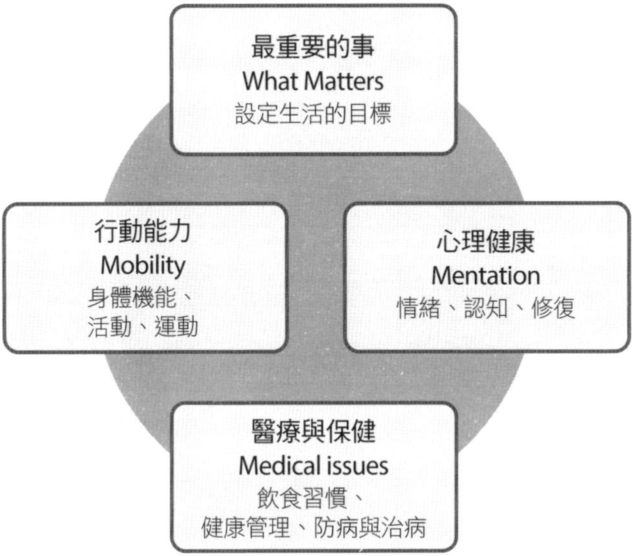

最重要的事
What Matters
設定生活的目標

行動能力
Mobility
身體機能、
活動、運動

心理健康
Mentation
情緒、認知、修復

醫療與保健
Medical issues
飲食習慣、
健康管理、防病與治病

Chapter 2
反擊老、胖、累，重設你的身體

> 延緩衰老的第一大支柱：
> 增強行動能力

MZ 世代可能比父母輩更快速衰老

行動能力（即身體機能）決定了能量代謝系統的健康狀態，會影響老化速度，並對情緒與認知產生重要作用，是維持生活品質的關鍵因素。

即使身體沒有特殊障礙，但當行動能力因疾病或其他意外降至某個程度以下，日常生活就可能變得無法自理，需要依賴他人的協助。尤其年長者因身體機能下降，平衡感不佳、肌力不足，容易跌倒，一旦摔傷導致髖關節骨折，通常就難再恢復到正常的生活。不僅如此，手術、放療或用藥治療都會受到影響，即使完成治療，日後身體機能也會變差，可能從此需安置在住宿型長照機構度過餘生。

活動量減少，會使老化現象更加嚴重，心理健康、身體健康與疾病發展都會加快惡化。在老年期，僅憑生理機能就可以推算出年齡與預期壽命。

行動能力是四大健康支柱中最具影響力的，甚至可決定生死。但大多數人卻長久忽視，甚至損害自己的行動能力。

骨骼系統對行動力和生產活動有重要作用。但隨著各種交通運輸工具發明、科技日新月異，我們在日常生活中不再需要大量的體力勞動,再加上現代工業社會和都市發展,愈來愈追求享受更高的生活享樂和身體的舒適感,愈來愈少運用肌肉骨骼系統。比起原始人,現代人的行動能力和內在能力明顯大幅下降,導致成年後出現長期肌肉骨骼系統不適、身心疾病、身體機能快速下降等問題。

日常生活中充滿活動身體的機會

大多數人都不愛運動,把運動視為勞動。我們以汽車、電梯代步,連上健身房,都是搭電梯上樓,只想利用跑步機,日常生活中卻盡可能不想費體力。在追求便利與健康之間,充滿像這樣的矛盾現象。

現代人每日因體力活動消耗的熱量平均為 250 至 300 大卡。在韓國,根據疾病管理廳的統計,2020 年每天至少步行 30 分鐘、每週步行 5 天以上的人口占 37.4%,比起 2008 年的 50.6%,呈現大幅下降。

根據首爾市發布的《2020 體育振興基本政策》,2011 年首爾市民一天平均步行時間為 66 分鐘,步行距離約為 4.5 公里,消耗熱量約 200 大卡,但近年活動量明顯減少,不運動的人占 46.8%,步行是唯一運動的人占 25.1%,選擇步行以外運動的人僅占 28.1%。

許多人幾乎不運動，更別提以運動鍛鍊身體了。

狩獵採集社會的人類為了覓食，需投入大量運動量的活動。研究結果推估，他們每天需步行或跑步 10 至 20 公里。根據對南非科伊桑人和巴拉圭阿契族的觀察研究，70 公斤成年男性從事體力活動消耗的能量達 900 至 1800 大卡，是現代人平均值的 4 到 6 倍。這種差異導致現代人的內在能力下降。農耕與工業化時代僅在數千年前開始，從漫長的演化來看，這是非常短暫的時間，人類基因其實仍處於狩獵社會所需的體力活動模式。

每個人都想過「舒適生活」，但我們的身體卻尚未進化到能完全適應這種久坐不動的「舒適」，因此衍生出許多健康問題。

過去常見的「五十肩」，在韓國，正出現愈來愈多的「二十肩」、「三十肩」患者。因為關節問題求診的 20 至 39 歲年輕人正在增加。原本需經幾十年才會常出問題的骨骼，或是建築工人等特定職業才容易罹患的骨關節問題，現在卻普遍出現在青壯年上班族身上。有個 30 多歲的病人，因為手腕和膝蓋關節疼痛，經常要回復健科看診。明知要愛惜關節，但他說自己一忙起來，還是常常坐在電腦前連續工作

12 個小時。

在工業化社會中,跑步機被視為彌補日常活動不足的最佳工具之一。我們似乎覺得只要每週 5 天、每天 30 分鐘在跑步機上,就能抵消低活動量造成的傷害。但根據世衛組織最新建議,每週需做中強度有氧運動 150 分鐘,才可有效降低死亡率;如果只是邊看電視或滑手機,邊在跑步機上走,運動強度通常不足。

多運動真的很難嗎?事實上,日常生活充滿了活動身體的機會,真正的問題在於,我們似乎將動用肌肉來行動當作不明智或沒效率。於是道路上擠滿汽車,電梯也經常滿載,但時間卻未必真的省下。例如,我的住處與醫院相距 10 公里,用跑步花費的時間和開車差不多,有時開車還比較慢。即便如此,我們仍偏愛舒適的車內座椅;在辦公樓層移動時也是如此,爬樓梯被視為酷刑,即使只走二、三層樓,也寧可花時間等電梯。

年紀輕輕,身體就開始老化

行動能力是維持內在能力的關鍵,卻經常被忽視,導致一般人的內在能力加速衰退。

大多數人，尤其是 MZ 世代（Millennials and Z 世代的統稱，泛指 80 後、90 後族群，MZ 世代善用網路、行動裝置、社群媒體，被稱為數位原住民）從未意識到身體行動能力對生活的重要，從學生時代開始就缺乏運動、飲食不健康，從生活、課業到工作，長時間依賴智慧手機與網路世界，身體機能早已失衡，加上現在點餐外送十分便利，食品產業與平台業者合作，不僅讓脂肪堆積在他們的體內，也讓許多人年紀輕輕，身體就開始老化。

市面上出現各種減輕身體疼痛的產品與服務，而且大受歡迎，包括標榜符合人體工學的昂貴椅子、減輕腰部不適的椅墊與靠枕、運用電療或物理刺激的按摩儀器，以及號稱對身體各部位有益的健康食品，還有定期到醫院復健中心、中醫診所接受各種物理與徒手治療、舒緩疼痛的注射治療。但根本問題不解決，光是吃藥、復健來減輕疼痛，不常運用肌肉，長時間姿勢不良，身心處於緊張狀態，不適感與疼痛感就無法根治。最終，這些問題將變成肌少型肥胖症，引發代謝症候群相關的慢性疾病，讓人加速老化，影響內在能力的各個層面。

不管是因為懶得動，或認為活動身體耗時費力，抑或太忙碌、沒時間，習慣久坐不動，將導致肌肉骨骼與代謝系統出問題，行動能力也會迅速退化，日後只會面臨更多身體與精神方面的痛苦。

調整你對身體極限的看法，將運動融入生活

對於運動，有兩個迷思需要破除。一是人體的運動能力遠超過我們的想像。日行或跑步 20 公里並非難事。常聽到有人說，跑步會磨損膝蓋軟骨？其實更大的風險是，如果缺乏健康的肌肉骨骼系統，當體重過重或意外發生，關節很容易受傷。不管任何運動，最重要原則都是方法要正確。跑步姿勢正確，既能強化膝蓋周圍的肌肉和韌帶，長期還有助於減緩關節磨損。調整對身體極限的看法，抗衰老是我們需要重新學習的生存本能。

另一迷思是，過度追求舒適，如購買昂貴椅子、久坐不動，或經常以車代步。這些都會導致日後承受更大痛苦。企業提供昂貴座椅給員工，原本立意良善，結果造成員工長時間久坐工作，對身體健康造成傷害。

想要獲得真正長期持續的舒適感，同時保有行動能力，方法很簡單，只要培養一個新習慣：將運動融入日常活動。

人體的肌肉骨骼系統是耐用且性能良好的運輸系統。依

照預設的步幅與行走速度,走完 1 公里,所需時間不到 10 分鐘,快走僅需 7 到 8 分鐘。在首爾市中心的一般道路上,移動兩公里以內,步行通常比搭公車或開車更快。十樓以下的樓層,步行上下樓應該不至於過度勞累,當然這因人而異,也視工作環境有所不同。

重要的是,調整你對身體極限的看法,才有可能控制衰老、改善健康。改善生活方式可以獲得巨大回報,在延緩衰老這件事情上,無論多大年紀做出改變,都是有用的。

透過身體活動,我們能有效提升每日的能量消耗。若將水平與垂直移動的行為預設為「依賴肌肉運動」,並盡量少搭電梯,改為步行,平均每日可額外消耗 400 至 500 大卡的熱量,不去健身房的跑步機上跑也無妨。

但如果是一個長期不怎麼運動的人,可能缺乏以身體做為移動工具的內在能力,連爬個樓梯都覺得喘。不過,即使如此,只要逐漸改變習慣,就能漸進式提升身體機能。例如,走路時最好別使用手機。邊看手機,邊以低頭、駝背、聳肩的姿勢走路,會使肌肉骨骼系統變得緊繃,導致頸椎與腰椎的負荷超載。這就好比將一條橡皮筋掛在向陽生長的樹枝,遲早會斷裂一樣。

此外,研究指出,專心走路有助於產生多巴胺,比起低頭滑手機會導致多巴胺成癮，引發一連串的問題，顯然健康多了。

適度放下手機，能使大腦變得更清晰。你可以試著觀察自己的姿勢與呼吸。專注於當下，感受全身的感覺、耳朵聽到的聲音、呼吸的節奏，這有助於檢測大腦的預設模式網絡（DMN），還能降低內在的熵（混亂程度）。

頻繁的訊息通知與電話鈴聲可能會引發情緒波動、呼吸短促及肌肉緊繃，每天撥出刻意休息的時段，嘗試冥想、氣功或亞歷山大技巧（Alexander Technique）[*]，有助改善姿勢和動作模式，減少身體緊張和壓力。重點在於觀察自己浮現的想法與煩惱，而非強迫自己消除緊張。無須刻意調整呼吸，因為練習本身即可減少壓力荷爾蒙（去甲腎上腺素）的分泌，讓身體雖在移動，但大腦處於休息狀態。

坐在汽車後座，脖子前傾盯著手機的短暫舒適感，既傷身又增加壓力；走路時專注於當下，不匆忙，即使看似枯燥乏味，卻能獲得身心的舒適。走路時使用的大腿與軀幹肌肉能促進人體吸收葡萄糖，所攝取的食物也會用於鍛鍊肌肉，血糖變動幅度減小後，還能提高工作的專注力。

你可以選擇依賴豪華座椅（你終究會發現根本沒用），或選擇靠雙腿走動，一切取決於你的生活態度。

四個重要面向,提升行動能力

想要有系統地提高行動能力,運動是有效的辦法。但大多數人在日常生活中,除了走路外,幾乎不運動。醫生常建議病人多運動,但通常沒有提供具體方法,或許就連醫師自己都很少運動。有時,醫生的建議又讓人難以接受,畢竟因運動過度受傷的新聞時有所聞,讓人不免對運動產生畏懼。

不管什麼運動,最重要的,方法要正確,然後不要受傷。此外,運動也要多樣,不能偏食。有的人只熱愛跑步,有的人熱愛騎單車,其他運動都不感興趣。這樣過度投入單一運動,實際上反而可能加深身體的不平衡。

我也犯過相同的錯誤。我因為頸部和腰部總感到不適,於是在熱愛的跑步中,額外增加硬舉和深蹲兩項運動,但這些都是強健下半身和下肢的多關節運動。跟運動管理師討論後,雖然提高了柔軟度運動的比重,但疼痛感並未改善。

---

* 斐德烈克・馬薩爾斯・亞歷山大(Frederick Matthias Alexander)開創的方法,被廣泛用於表演藝術界,可紓解不必要的緊張,有效恢復自然輕鬆的身心狀態。亞歷山大技巧強調身心平衡,找回最自然使用自己身體的合理方式,跟我書中提到的概念是一致的。

透過身體組成分析儀檢測肌肉量（利用生物電阻抗分析來測量身體組成），發現我的下半身肌肉過多，而軀幹和上半身的肌肉量不足。過去十年，我採用限制卡路里的飲食方式，並享受跑步，但忽略上半身和上肢的鍛鍊，每天坐著工作超過 12 小時，造成頸部與腰部的長期疼痛。後來，我改變運動習慣，增加上半身和上肢鍛鍊及伸展等柔軟度運動，才真正解決疼痛問題。

　　想要鍛鍊全身肌肉機能與關節柔軟度，爬山是一項自然的複合式運動，能以不同角度使用關節，強健關節周圍的肌肉與結締組織。如果除了走路，完全不運動，髖關節或膝蓋周圍肌肉機能就會下降。尤其體重過重的人如果平時不運動，只有週末爬山數小時，無辜的關節就很容易受到過度刺激而受傷。

　　總結來說，運動必須讓各個系統達到平衡，才能提升行動能力。唯有各系統的機能達到某種程度，運動時產生的負荷才能發揮正向刺激的作用。

　　一般人可從四個重要面向，提升行動能力：

- 有氧運動：涉及心肺功能、血管機能和肌肉代謝系統的健康。

- 肌力與爆發力：與肌肉量及神經系統相關，神經系統負責將大腦的指令傳遞到全身肌肉。
- 柔軟度：各種結締組織（包含肌肉）的使用方式，決定關節的安全活動範圍。
- 平衡與協調：關鍵在於全身關節的順暢，尤其依賴中樞神經系統的功能。

把身體照顧好，就是在賺錢

身體最脆弱的部位會拖累其他系統的機能運動，加上人的慣性，脆弱的部位往往會變得更脆弱。當你運動時，你覺得不想做、感到最麻煩或不舒服的動作，通常與你最脆弱的部位有關。愈擅長的，就愈願意做；愈不擅長的，就愈討厭做，這是人之常情。

例如，喜歡游泳的人，如果上半身柔軟度不足，肌力也會不平衡，也就難以提升速度，不論游得多賣力都一樣。若能充分進行柔軟、平衡與協調的訓練，就能有效提高泳速。從事足球或跑步等運用下半身機能的運動也是如此。在關節柔軟度與整體肌力不平衡的狀態下，運動愈頻繁，身體某些部位可能會變得過於強大，而其他部位則可能相對脆弱。這種不平衡會導致身體在運動過程中承受不均勻的壓力，進而導致受傷。中年之後受傷，身體機能通常會急劇下降。

運動時必須考量個體差異，沒有一種運動是適合所有人的。重要的是，我們必須改變對運動與行動能力的看法。讓專家檢查行動能力的各個方面，並學習解決不平衡問題非常重要。健康狀況較好的人可以向運動教練或運動管理師諮詢，而有疾病或傷勢的人則應求助物理治療師。

即使有豐富的運動經驗和知識，也可能難以發現自己身體的不平衡。在專家協助下，可以更專注於原本覺得麻煩、不想做或成效不佳的部分。但由於習慣使然，可能在不知不覺中又回到原本感到舒適的姿勢，這樣即使有運動，也無法改善身體的脆弱性，反而增加受傷風險、加劇身體不平衡的問題。如果你現年 40 歲，造成不平衡的習慣至少有 20 年。因此，建立新習慣後，必須努力維持，才能真正改善失衡問題。投入金錢、時間和精力，學習可提升整體行動能力的運動方法，是投報率最高的健康投資。

肌肉量和肌力會直接影響晚年的生活品質（圖 11）。以四肢肌肉量為例，比起一生中最健康的時候，步入老年的男性流失約 15 公斤的肌肉量，老年女性則流失約 10 公斤的肌肉量。如果肌少症（肌肉量減少與身體功能下降）未及時改

圖 11 ｜預防與逆轉肌少症須及時

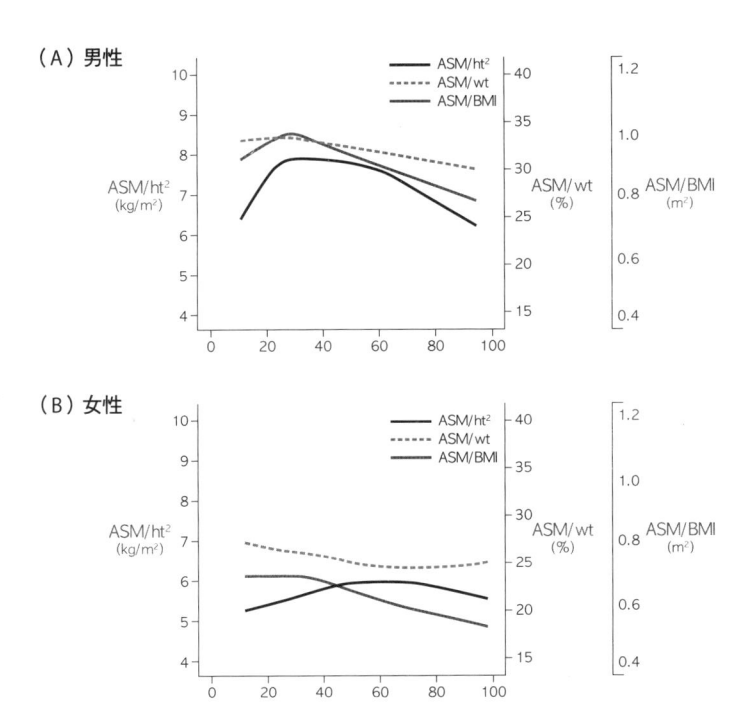

（A）男性

（B）女性

此圖表計算四肢肌肉量（ASM），男性與女性年齡增長後皆出現肌肉減少現象。當中，ASM/ht² 代表以身高平方調整的肌肉量；ASM/wt 以體重來校正肌肉量；ASM/BMI 以身體質量指數來校正肌肉量。

如（B）所示，由於韓國女性年輕時過度追求纖瘦身材，因此可看出她們中年期階段以身高來校正四肢肌肉量時，數值反而增加了。2018 年，30 到 49 歲族群有 21.4% 做肌力運動，70 歲以上只有 14.6%〔疾病管理本部，〈國民健康營養調查基本資料：近二十年健康型態及慢性病之變化（1992-2018），2020.09.04〕。

善，比起同年齡的人，這些人在 3 到 5 年內死亡或住進照護機構的可能性會高出 2 至 5 倍。

根據韓國國民健康保險公團統計，65 歲以上老人在過世前平均在醫療院所住院天數是 460 天、安置在住宿型長照機構的天數為 954 天（兩者加總平均為 707 天）。長期住在照護機構，每年直接的經濟負擔約為 3,000 萬韓元（約 60 多萬台幣）。如持續兩年，每流失 1 公斤的肌肉量，經濟損失相當於 400 萬到 600 萬韓元（約 8 萬至 13 萬台幣）。除了這些成本，還應該計入無法自理生活的個人損失。

許多人願意花數千萬韓元購買抗癌藥物以延長壽命兩週，那麼延續兩年獨立生活的價值至少超過 1 億韓元（約 200 多萬台幣）。以 2022 年物價為基準，1 公斤肌肉量至少價值 1,400 萬至 1,600 萬韓元（約 30 萬至 35 萬台幣）。

一些年輕人為了追求極瘦體態，不惜削減必要營養並過度鍛鍊，以消除脂肪（卻造成肌肉流失），這種現象令人擔憂。合理的方式應是尋求專業運動教練，進行全面性評估，提升行動協調性。然而，不良的社會價值觀及炫耀型行為已對健康生活造成傷害。

保持健康需透過規律、認真且充足的運動。每週應至少進行 2.5 小時中強度運動，若能提升至 5 小時更佳。中強度運動包含慢速游泳、快走、雙打網球、會流汗的瑜伽等，通常會出汗、有點喘。高強度運動如跑步、競速游泳、網球單打、時速 16 公里以上的單車騎乘、跳繩及高強度間歇訓練（HIIT）等，僅需要中強度運動時間的一半，便能達到相似效果。

根據健康指引，每週至少進行三次運動，並至少兩次全身肌肉訓練，可促進身體機能和健康的全面提升。妥善規劃運動方式，是身體長期健康的關鍵。

年輕女性過度減重，導致肌肉流失

肌力訓練不僅能改善身體機能，還能長期促進健康，是不可忽視的重要運動。但肌力運動的重要性卻常被低估。因為聽過太多因肌力訓練不當導致受傷的例子，使得許多中年人根本不敢輕易嘗試，而不少年輕女性則是擔心「腿會變粗」，事實上肌肉比例提高，下半身會更勻稱。再加上肥胖問題普遍的美國研究與運動指導，多著眼於「減肥」導向的運動方案，進一步影響社會對肌力運動的偏見。

這些錯誤觀念，加上快速老化的生活習慣，導致肌少症成為普遍問題。一般韓國人雖然體型接近標準，但年輕女性體重偏低且肌肉不足，能量大多轉化為皮下脂肪、內臟脂肪、脂肪肝和肌內脂肪。這反映出肌力運動的重要性亟需被正視，以便及早改善身體組成，降低健康風險。

每日規律進行肌力運動，即使強度沒有很高，也能有效緩解延遲性肌肉疼痛（高強度運動後伴隨而來的暫時性肌肉疼痛），並提升身體代謝功能。持續一個月後，運動習慣養成，不僅疲勞感減少，也能自律地進行運動；持續兩至三個月後，體內肌內脂肪被消耗，攝取的熱量逐漸用於增肌，習慣的積極力量就會開始展現。

每三天運動一次，就有助於防止肌肉流失。適中強度的肌力訓練，通常不會損傷肌纖維。肌纖維受損與再生並非肌力提升的主要機制，肌肥大與肌力增強是各種複雜作用產生的結果，例如運動刺激誘導分子生物反應，提高神經肌肉接合點效率，促進粒線體生成，以及增加肌纖維主要蛋白質的產量。

肌力運動引發的延遲性肌肉疼痛是上述生物過程的一部分，但疼痛並不意味肌纖維受損。肌纖維損傷非常罕見，大多與遺傳疾病如肌肉萎縮症相關。即便運動過度或酗酒可能導致肌肉溶解（橫紋肌溶解症），肌纖維受損仍屬少見。

養成肌力運動習慣的初期，通常會活化原本處於休息狀態的神經肌肉接合點,有效改善肌肉,因此最好每天做肌力運動。雖然兩天不吃飯,身體也不會有什麼大礙,但也沒必要兩天只吃一餐,不是嗎?

持續正確的活化各部位肌肉,可以逐漸改變行動能力及全身機能的內在表現,並引導其他看似與肌肉無關的部位發生積極變化。高齡者若在 6 週期間內每天進行核心訓練,不僅能改善胃食道逆流、消化不良、便祕、膀胱過動症及失眠等常見症狀,還有助於紓解飲食失調、憂鬱情緒、認知障礙、全身疼痛等問題。肌力運動還可以顯著改善姿勢、體型及身體組成,只需 3 個月就能展現明顯成效。我也看過 90 多歲老人因正確的肌力運動改善身體機能的案例,所以千萬不要覺得為時已晚而放棄。肌力訓練的堅持能帶來全身機能的改善,進而改變生活品質。

柔軟度、平衡力與協調性,也是被嚴重低估的重要能力。每個人的體型、姿勢與失衡程度不同,該如何針對所需訂定運動方案,以及需要運動多久等標準方針?

可以請物理治療師或健康管理師為自己檢查僵硬或脆弱的關節,並學習有益於提升柔軟度的伸展動作,然後養成每天早晚做全身伸展運動的習慣。待全身關節的可動範圍逐漸擴大後,再去學習瑜伽或太極拳等運動,藉此強健平衡與協調的機能。總結來說，運動時必須同時考量肌力、柔軟、平衡與協調的連貫性。

若想達到增肌與鍛鍊肌力的目標，最好每日每公斤體重攝取 1.2 到 1.5 公克的蛋白質。若以參加健美比賽的標準進行系統化運動，可暫時將每日每公斤體重攝取的蛋白質增加至 2.5 公克，並且持續幾個月（不過，如果攝取的蛋白質超過這個數值，可能會加快各種器官的老化速度）。想要延緩老化與預防慢性疾病，比起只吃動物性蛋白質，平衡攝取動物性與植物性蛋白質會更好。

單從肌肉合成的效果來看，動物性蛋白質與植物性蛋白質並沒有顯著差異，重要的反而是應該避開含糖的蛋白質補給品，最好也盡可能避免攝取液態的碳水化合物。

相較單一碳水化合物，攝取吸收速度慢且不會刺激胰島素分泌的複合碳水化合物，有助改善肌肉量與品質。比起營養補充劑，選擇天然食物更有利於均衡吸收代謝及微量營養素的補充。因此，與其盲目地增加蛋白質攝取量，不如找出健康的均衡飲食法。

對於希望進一步增強運動表現的人，適度補充特定運動補給品可能是值得考慮的方式。例如，肌酸做為運動補給品，能改善身體機能和肌肉量，特別適合肌力訓練期間使用。它是肌肉中天然存在的物質，可以提供能量。一般健康的成人建議每日攝取 3 至 5 公克。至於市售的其他補給品，其功效多未經充分證實。此外，充足且高品質的睡眠，也是提升運動效果和內在能力不可或缺的因素。

圖 12 顯示，我們生活的方式如何影響行動能力。在進行特定運動訓練之前，先做好基本功，若基礎訓練不足，過度專注於重量訓練、跑步或健走等運動，可能無法達成理想效果，甚至增加受傷或關節損害的風險。

為了有效管理行動能力（內在能力的核心），應定期檢視身體組成、體型及運動相關的身體功能與動作表現，調整生活方式。雖然改變初期可能覺得不適應，感到有點辛苦，但長遠來看，這些努力將產生健康的複利效應。

> 肌酸是肌肉中天然存在的物質，可以提供能量。一般健康的成人建議每日攝取3 至 5公克，做為運動補給品，能改善身體機能和肌肉量。

圖 12 ｜如何增強行動能力

（A）增強行動能力的生活方式

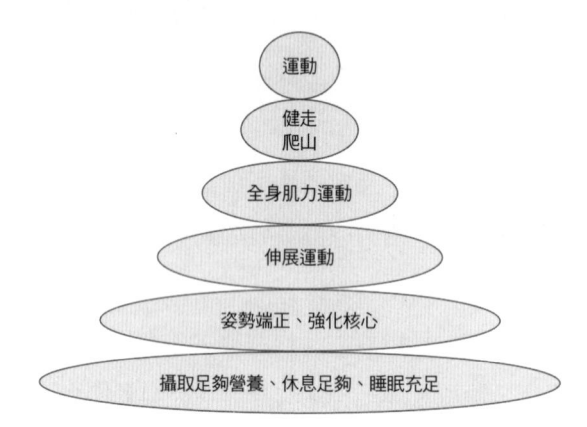

- 運動
- 健走 爬山
- 全身肌力運動
- 伸展運動
- 姿勢端正、強化核心
- 攝取足夠營養、休息足夠、睡眠充足

（B）削弱行動能力的生活方式

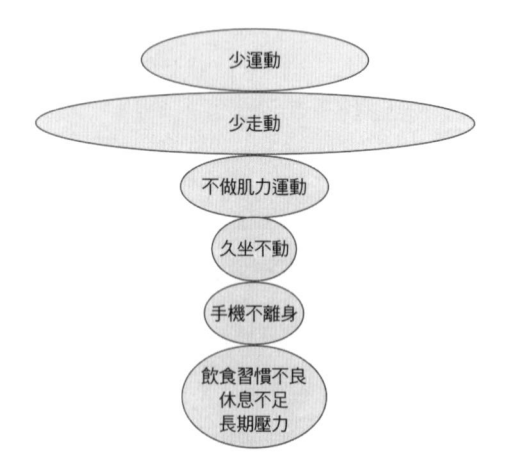

- 少運動
- 少走動
- 不做肌力運動
- 久坐不動
- 手機不離身
- 飲食習慣不良 休息不足 長期壓力

從良好的姿勢開始

在韓國，因姿勢不良引起的肌肉骨骼疾病，已成為全民面臨的主要疾病之一。根據健康保險審查評價院的資料，2020 年罹患脊椎疾病的人數較 2016 年增加 13.7%；因腰背部和頸部疾病接受治療的人數高達 1,157 萬人，當中約有 22%，是 20 至 30 多歲的年輕人，占比相當高。

相較於 80 後，1980 年代以前出生的世代，在生活習慣養成的青春期及成年初期，尚未受到智慧手機與平板電腦的影響。在智慧型設備全面掌控我們的日常生活之前，肌肉骨骼疾病主要出現在運動員或特定工作族群中，在年輕人當中是非常罕見的。

根據失能調整生命年（disability-adjusted life year，指一個人因早夭或失能，所造成的生命損失年數）的統計，2008 年韓國腰痛疾病在重大疾病中排名第四，僅次於糖尿病、氣喘和慢性阻塞性肺病。然而，到了 2018 年，腰痛已攀升至第二名，僅次於糖尿病。隨著肌肉骨骼疼痛患者的增加，相關醫療機構的數量迅速成長，包括徒手治療在內的治療方式，也引發相關的實支實付保險理賠爭議。

根據韓聯社報導，五大保險公司理賠的復健物理治療費用，從 2018 年的 2,392 億韓元增至 2020 年的 4,717 億韓元，兩年間增幅超過 97%。這數據顯示，因肌肉骨骼問題而感到不適的人數相當可觀，反映出這類疾病對不同世代的身體健康有重大影響。

矯正的是姿勢，拯救的是生活

長期低頭使用智慧手機對健康的影響不容小覷。長時間脊椎前彎會導致頸部和腰部肌肉緊繃，增加疼痛感，甚至誘發慢性問題。不幸的是，智慧手機成癮問題愈來愈普遍，在新冠疫情期間，更加深大家對影像媒體的依賴，導致全民的姿勢習慣明顯惡化。

雖然目前缺乏長期大規模的相關研究，但日常觀察中，人們低頭看手機的現象隨處可見，在捷運上，無論站著或坐著的乘客，幾乎每個人都以脊椎前彎的姿勢在看手機。這種情況不僅威脅肌肉與骨骼健康，也對肌肉與骨骼疾病的醫療資源帶來巨大壓力。

根據 2019 年英國公司 Fellowes 與行為未來學家威廉·海姆（William Higham）共同發表的《未來的工作同事》

(*The Work Colleague of the Future*）報告，現代白領上班族的健康面臨多重挑戰。報告指出，德國上班族超過八成的工作時間是在辦公桌前度過，而 81% 的英國上班族每天平均坐在辦公桌前超過 4 小時。長時間以相同姿勢盯著螢幕，容易導致身體出現結構性改變，包括大腿肌肉縮短、脊椎彎曲、圓肩駝背，影響髖關節與肩關節，想要好好站著都有困難。

此外，久坐不動會使肌力變差，加上工作時間延長與壓力大，造成睡眠不足、疲勞、身體疼痛等問題，以及因忙碌而縮短用餐時間，造成營養吸收不良，都會讓身體狀況變得更糟。

海姆等人還製作真人大小模型「Emma」，展示了現代上班族因不良生活習慣及長期使用智慧型產品所可能面臨的體型變化。模型特徵包括脊椎變形、頸部緊繃、圓肩駝背、腹部突出，以及手臂和腿部腫脹，與加速老化的結果相符。不良姿勢不僅影響肌肉骨骼健康，還可能引發一系列連鎖反應，涵蓋身體與心理層面。

多項研究證實，光是維持正確坐姿就可以改善認知功能，促進正向心態，減少壓力下的憂鬱感，並提升自尊。姿勢、認知與情緒之間的相互影響，體現了身體回饋（body feedback）的概念。研究也指出，即使攝取相同的營養、維持一樣的運動習慣,長期不良姿勢可能導致腹部愈來愈肥胖,而四肢愈來愈瘦弱。

遺憾的是,我們追求舒適的天性,讓問題變得難以真正的解決。我們會尋求注射、按摩、物理治療、止痛藥或肌肉鬆弛劑,但這些方法僅能提供短暫且被動的緩解,而不是針對根本問題進行改善,積極調整生活習慣,例如減少數位產品的使用,有計畫地進行肌力訓練,以及有效刺激肌肉的伸展運動。大多數人去就醫,也都只是希望醫生針對我們最難以承受的疼痛問題,開立藥物或打針緩解。不少廠商利用這種心理,推出聲稱可快速緩解各種疼痛的產品,例如補充劑或帶有電、熱、物理刺激的設備。

然而,我要再次強調,唯有多活動身體,走出舒適圈,才能從根本解決問題,減少慢性疼痛,達到長期改善。

害你加速老化的不良姿勢

想像自己在工作中最常保持的坐姿。為了讓脊椎保持正常曲線,有些人會挺出肚子或將螢幕調高並前傾脖子觀看畫面,這或許能短暫舒緩疼痛,但無法根本改善失衡問題。專家建議,留意脊椎整體排列並維持自然姿勢,才是健康的根本之道。

當我們採取坐姿並觸摸骨盆時，可以找到如硬幣大小的突出部位（坐骨結節）。這塊骨頭是坐姿的基礎，與椅子的接觸點構成穩定支撐。為避免脊椎向前彎曲，腹肌需輕微用力（圖 13 右），目視正前方，使頭部、脊椎及坐骨結節排列成穩定的垂直線，這樣能有效減輕頸部後方的緊繃感。

長時間不良坐姿會導致股四頭肌、小腿肌群及肩部周圍的肌肉緊繃。要鍛鍊端正坐姿，需循序漸進，透過幾個月的核心肌群鍛鍊與充足的伸展運動，讓身體逐漸適應並更自然地端正坐好。核心肌群脆弱，上半身活動受限，通常是導致無法保持正確坐姿的主要原因。

最好選用堅硬且平坦的椅面，因為這樣的椅子讓人很難久坐不動。久坐相同姿勢會導致代謝速度減緩及肌肉緊繃，加上長時間集中注意力並不符合大腦的特性，大腦天生適合動態工作，長時間坐著且強迫自己保持專注，會逐漸進入疲倦和注意力衰退狀態，而且身體缺乏活動會降低血液循環，導致氧氣和能量供應不足，進而影響大腦的效率。因此，那些柔軟舒適讓人容易久坐不起的椅子，一點好處也沒有。

採用法蘭西斯科・西里洛（Francesco Cirillo）提出的番茄鐘工作法（Pomodoro Technique），工作 25 分鐘後，休息

圖 13 ｜ 調整坐姿，告別腰痠背痛

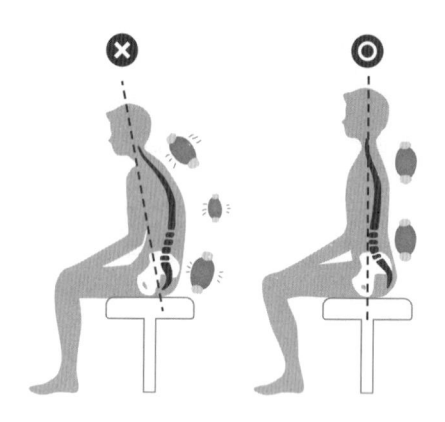

▲ 工作時坐姿通常如左圖所示。如果坐姿端正會像右圖一樣，運用到坐骨結節，脊椎就不會感到緊繃，脊椎骨也不會向前彎曲。

5分鐘,起身活動身體,有助於舒緩壓力,並提升效率。

要達到端正坐姿,需使頭部重力作用於脊椎中心線,並向下延伸至髖關節,這個技巧也能自然轉化為端正站姿。若日常生活中維持錯誤姿勢,可能抵消運動效果,進一步讓身體的平衡惡化。因此,無論是站著等地鐵、電梯,或走路、爬樓梯時,都應時刻留意是否保持正確姿勢。

壞姿勢的習慣根深柢固,使人難以自然且正確地完成日常動作,而主觀想像的正確姿勢可能反而讓人感到緊繃,並造成不適。因此,除了自我覺察,最好尋求專業檢查與指導,以改善姿勢並保持健康。

接受物理治療師的指導與矯正,試著找出適合自己的自然姿勢。學習氣功*或亞歷山大技巧,也是改善壞習慣的良好方式。即使壞習慣已經維持十多年,只需耐心逐步調整,仍然可以慢慢改善。研究顯示,老年人經過正確的姿勢管理之後,行動能力明顯提升。行動能力對百歲人生至關重要,為了好好管理這項能力,最好每個人都要確實檢視自己的姿勢是否正確。

---

* 氣功功法中,「站樁」是維持如同坐在椅子上的姿勢(類似跆拳道的蹲馬步),它能強健漸趨脆弱的肌肉姿勢,同時也能有效消除不必要的緊繃感。

我們往往難以將當前的行為與未來的身體機能聯想在一起，這與社會制度、數據解讀方式及醫療保健體系的建構方式息息相關。許多人誤以為過了65歲，身體才會進入老年狀態，這種錯覺造成對健康管理的忽視。特別是年輕人，自認離老還很遠，也沒意識到晚年生活與現在的生活方式有什麼直接關係，加上眼前永遠有更重要、更緊急的事要做，因此將健康問題視為可以延後處理，或是很久之後才需要煩惱的事。

然而，身體機能會在生命週期中漸進變化，並非某一天突然老化的。想要有強健的身體機能，就需要日常的鍛鍊與累積，而且要趁早。注重當下的健康狀況，是確保未來生活品質的關鍵。

> 坐好、站好、姿勢好，就是在練肌力。工作25分鐘後，休息5分鐘，久坐相同姿勢會導致代謝速度減緩及肌肉緊繃，選用堅硬且平坦的椅面，這樣的椅子讓人很難久坐不動。

運動的科學效果

行動能力取決於身體機能。我們該如何有效維持與提升身體機能？狩獵採集時代的人類，身體活動量遠高於現代人。遠古的人類有如一台流暢運行的機器，能動能休，而現代人受惠（受限）於環境，既難以隨時隨地全力投入提升行動能力，又因久坐不動不斷耗損身體機能。

科學家以熟齡運動員為研究對象，探討長期大量運動能否實際提升身體機能。這些運動員年齡大多超過 50 歲（依運動項目而異，在田徑、游泳中，熟齡運動員一般從 35 或 40 歲開始，在耐力型運動中，可能被定義為 50 歲以上），仍持續參與運動訓練與比賽；他們在特定年齡階段時，身體機能表現出類拔萃，儘管年齡已達一定門檻，身體機能依然強健，是該年齡層中身體機能最佳的。

然而，將這些熟齡運動員的表現數據，按年齡重新排列後，還是可以清晰看到時間對身體機能的不可抗影響。例如，圖 14-C 展示各年齡層馬拉松最佳紀錄曲線，與大規模人口群體的平均老化速度（圖 14-A、B）高度相似。

乍看之下，你可能認為努力運動終究敵不過光陰流逝，

圖 14 ｜時間對身體機能有不可抗的影響

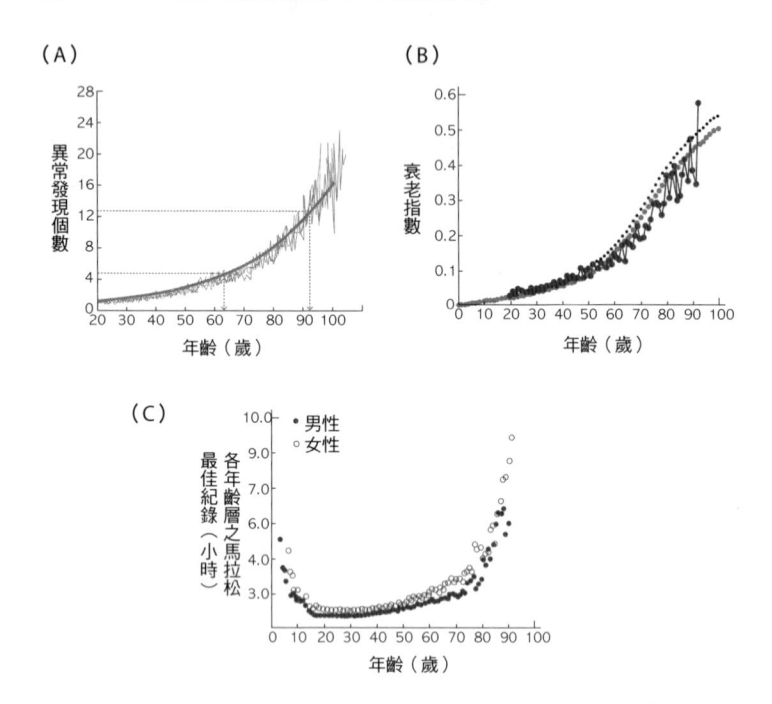

（A）
異常發現個數
年齡（歲）

（B）
衰老指數
年齡（歲）

（C）
各年齡層之馬拉松最佳紀錄（小時）
● 男性
○ 女性
年齡（歲）

（A）隨年齡而增加的平均異常發現個數曲線。*（B）以 0 至 1 之間的比例來表示異常發現與整體測量變數之個數比例的衰老指數曲線。†（C）各年齡層之馬拉松最佳紀錄曲線。‡ 如果在大規模人口群體中以平均值顯示人體的異常發現，便可觀察到時間的影響，其中已排除生活習慣或遺傳基因差異等因素。

---

* Mitnitski A, Song et al., "Assessing Biological Aging: The Origin of Deficit Accumulation", *Biogerontology*, 2013 Dec;14(6):709-17.

† Taneja S, Mitnitski AB, Rockwood K, Rutenberg AD, "Dynamical Network Model for Age-related Health Deficits and Mortality", *Physical Review E*, 2016 Feb;93(2):022309.

‡ Knechtle B, Assadi H, Lepers R, Rosemann T, Rüst CA, "Relationship between age and elite marathon race time in world single age records from 5 to 93 years", *BMC Sports Science, Medicine and Rehabilitation*, 2014 Jul 31;6:31.

但觀察圖 15 後，你或許會改變看法。有系統地進行運動的人，即使面臨自然的衰老過程，表現依然接近當代年輕運動員的標準。比起過去平均壽命短、缺乏優質食物與健康管理概念的時代，現代熟齡運動員的身體機能衰退速度已大幅減緩，這一切得益於營養、運動方法、健康管理技術的進步。

研究指出，即使不是熟齡運動員，年輕時經常投入大量運動的人，在晚年能夠保持相對良好的身體機能。不僅認知功能表現更佳，慢性疾病的風險也顯著較低。年輕時就不愛運動，長期久坐的人，到了老年，心肺耐力（人體攝取氧氣與轉化氧氣的能力）通常只有年輕群體的 20%；而熟齡運動員的心肺耐力不僅比一般年輕群體強，而且是維持在年輕群體的頂尖水準。

累積的運動量愈多，對長期健康的益處便愈顯著。

預防失智的靈藥，而且沒有副作用

科學研究與臨床經驗都顯示，年輕時就具有做高強度運動的能力，並持續保持，可以為長期健康帶來許多益處。高強度運動能促進粒線體生成，有效燃燒腹部脂肪，同時增強肌肉處理能量的效率。

圖 15 ｜熟齡運動員展現接近年輕運動員的成績

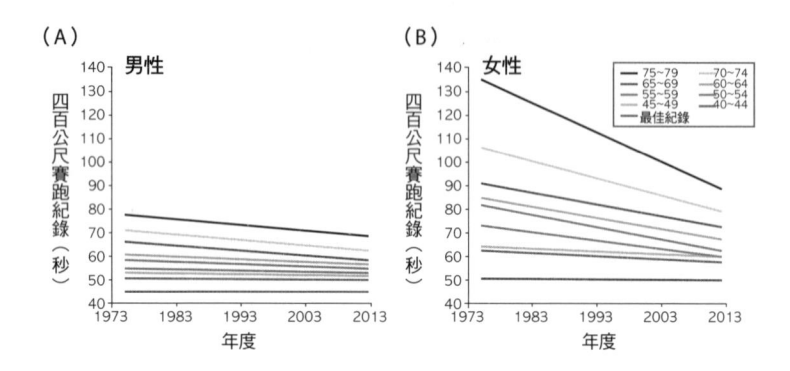

（A）男性

（B）女性

▲ 從歷史上來看，專業運動員的最佳紀錄進步速度遠快於各年齡層最佳紀錄的進步速度。*

* Tanaka H, Tarumi T, Rittweger J, "Aging and Physiological Lessons from Master Athletes", *Comprehensive Physiology*, 2019 Dec 18;10(1):261-296.

運動過程中,不僅血管保持彈性,大腦與肌肉也會分泌促進腦細胞修復,並延緩衰老的有益荷爾蒙。此外,中樞神經系統的多個迴路在運動中被激活,這類效果如同抗憂鬱藥物或止痛藥,但完全無副作用。若能在運動時遠離智慧手機通知,專注於身體感受與呼吸,還能達成正念效果。規律投入高強度運動的人,通常能維持優越的記憶力、專注力及認知功能。

綜合這些成效,建立高強度運動習慣,相當於終生服用無副作用的預防失智藥物。

若想累積身體機能資產,愈早培養運動能力愈好。一旦出現慢性疾病或須服用藥物,運動將受到相當多的限制。隨著年齡增長,身體的荷爾蒙、代謝系統及神經系統會逐漸改變,就算進行相同強度的運動,肌肉增長與機能提升的效果也會減弱。此外,肌肉骨骼系統老化可能限制關節活動範圍、降低柔軟度,增加運動傷害的風險。

正如孩童學習語言或音樂較具天賦,身體機能(行動能力)的提升,愈早投入,愈容易達成。因此,養成運動習慣,鍛鍊行動能力刻不容緩。若因忙工作而忽視運動,等於正在積極破壞自己的未來。

從運動中獲益,沒有年紀太大的限制

當然我也看過不少年長後才開始運動的人,依然能達到近乎熟齡運動員的能力。有些年長者的細胞對高強度運動的反應比年輕人更加強烈,這意味著,從運動中獲益,並不存在「年紀太大」這種說法。

關鍵在於,用對方法運動,並持之以恆。處於中老年期的族群,特別要注意選擇適合自己的運動方式,有專人或教練協助設計運動方案與指導,更能確保安全與成效。

研究顯示,從平時的步行速度,可以反映一個人的預期壽命。一項對老年群體所做的研究指出,若步行速度能維持每秒 1 公尺以上,十年內死亡風險極低。排除猝死或癌症等不可預測的因素,行動能力是反映一個人是否健康最重要的指標。

有研究發現,長期做有氧運動的老年人,在記憶測試中的表現,優於不運動的老年人。每天運動 15 分鐘的老年人(不用做劇烈運動,快走就有效),死亡風險也會降低。

為了擁有高品質的晚年生活,建議每週進行兩次以上的高強度運動,每次至少 30 分鐘。要為未來生活做好準備,除了儲存退休基金,也要投資健康。

如果過去鮮少運動，建議循序漸進地增加運動量和強度，從鍛鍊肌力與柔軟度開始，再逐步延長運動時間。以管理老後資產的角度來看，運動是一生不可或缺的健康投資。透過耐心培養運動習慣，有助於提升與維持行動能力，確保更長久的健康與幸福生活。

Chapter 3
相由心生，境隨心轉

延緩衰老的第二大支柱：
心理健康

負面心態傷己又傷人

隨著人口結構的轉變，失智症帶來的社會與經濟負擔正迅速增加。許多人開始擔心：「萬一以後失智了怎麼辦？」尤其親身經歷過照顧高齡親人的挑戰後，愈來愈多人希望自己年老時能維持獨立自主的生活，因此如何妥善管理個人健康，成為愈來愈多人努力尋找解方的課題。

我們都希望保有認知功能，不要失智，但又普遍欠缺正確的健康觀念與改善方法，而出現一些奇怪的現象。例如，有些中老年人因懷疑自己的認知能力下降，而感到焦慮，尤其是那些身體機能已進入加速老化循環的人，更是憂心忡忡。他們到處求醫，尋求「大腦保健品」或「失智預防藥物」。據統計，2020 年韓國吃掉多達 8 億顆聲稱具「大腦保健」功效的藥物，總價值達 4,257 億韓元。然而，科學研究顯示，這些藥物並無確切證據能有效防止認知功能退化。

心理健康是影響整體健康的重要領域，其中認知與情緒是核心要素。透過老年醫學的視角，我們可以探索人體各領域功能之間的連結性及其連鎖反應。舉例來說，行動能力的提升不僅能直接改善心理健康，心理健康的改善也能促進行動能力與整體健康，形成一種正向循環。

因此，僅依靠「改善大腦的藥物」，並不是預防失智的根本解決方式。專家建議，需關注心理健康相關的多元因素，並透過調整生活習慣來提升健康。

規律運動、均衡飲食、充足睡眠等習慣，是養成「讓大腦愈來愈聰明」的有效策略，也有助於延緩認知功能的退化。預防失智，關鍵在於全面改善生活方式，注重心理健康與身體能力的協同提升，而非只靠藥物的干預。

根據刺胳針委員會（Lancet Commission）統整的失智症風險研究報告，約 40% 的失智症患者是由可預防的因素引發的，例如聽力受損（8%）、教育程度低（7%）、吸菸（5%）、憂鬱（4%）、社交孤立（4%）、創傷性腦損傷（3%）、缺乏體能活動（2%）、高血壓（2%）、空氣汙染（2%）、飲酒（1%）、肥胖（1%）、以及糖尿病（1%）等。

需要強調的是，這些統計並不直接意味著戒酒即可減少失智症風險 1%。相反的，這表明失智症患者中約有 1% 是由酒精誘發的。因此，若年輕時過量飲酒者戒酒，將能顯著降低罹患失智的可能性。此外，上述多數可預防因素與本書探討的內在能力構成及加速老化循環密切相關。

結論是，年輕時妥善管理內在能力，就能有效降低認知功能衰退的風險。

在培養認知與情緒的內在能力方面，專家建議優先聚焦於正念的養成。雖然正念未列入失智症預防策略，但其重要性不容忽視。

正念是一切行為與計畫的起點，對生活方向的長期設定有導航功能。透過整頓內心的混亂，讓生活遠離加速老化的惡性循環。靜坐與正念練習是古今公認安定身心的有效方式。專注於身體內外的感受與呼吸，是正念的核心原則。

人的心若遊蕩於貪慾、憤怒、愚痴之間，就會提升內心的混亂程度，進而影響判斷能力與行動方向。例如，壓力引發的「不爽費用」反映了因壓力和負面情緒造成的衝動性消費，消費行為常被認為能緩解匱乏感，但與他人比較財物或外在享受所引發的貪念，卻會導致更大的壓力、成癮與不健康的消費習慣。這種支出不僅無法真正紓解壓力，反而加劇壓力，引發體內一系列反應，包括增加皮質醇分泌，導致代謝疾病、發炎反應及其他健康問題。這些現象不僅會加速身體的老化，還會影響心理健康，加重憂鬱或焦慮。

佛教將「貪、瞋、痴」視為痛苦的根源，並將它們稱為三毒。規律的運動、健身、攝取延緩衰老飲食、戒酒、戒菸等生活習慣，可打破心理三毒引發的加速老化循環。三毒之火務必要根除,以免又復燃,這需要持之以恆地保持健康的生活作息。

許多陷入加速老化循環的人,儘管知道要多運動、多吃延緩衰老的飲食,卻難以改變根深柢固的不良習慣。他們沒有真正意識到自我設限對自身健康的長期傷害。正念練習帶我們脫離自動駕駛模式,用不同視角看這個世界,全心全意將注意力放在當下的身、心,以及周遭的環境,以清晰透澈的心去照料自己的健康。因此,正念練習並搭配規律運動、均衡飲食的健康習慣,才是打破惡性循環的核心策略。

正念的科學效果

正念練習可歸納為三大要素:

1. 觀察與覺察:注意當下浮現的念頭,或由內外感官所接收到的各類訊息,並具體描述與命名。
2. 接納與不評判:以開放的態度接納這些訊息,不批判或評價對錯、真假。
3. 專注當下:將注意力放在當下體驗。

重要的是，正念並非透過抑制念頭或感覺來達成專注，而是在觀察與自覺中，讓心靈回歸當下。特別是憂鬱症患者常會過度沉溺於某些負面情緒或反覆想著過去的事，這種反芻式思考（Rumination）會讓人對未來產生焦慮，而正念訓練正好能有效控制這類情緒問題。此外，正念練習可以幫助你建立一項珍貴的能力：不要徒勞，好好休息。這對現代人來說是極不容易做到的事。勤做正念練習，也有助於擺脫多巴胺成癮、找回大腦自然功能。

　　一行禪師（Thich Nhat Hanh）在《正念生活的藝術》（*The Art of Living*）一書中寫道：「專心呼吸，只需享受吸氣與吐氣即可。請讓心靈與身體合而為一，感受活著的那份驚喜，活著就是這個世界上最偉大的奇蹟。……我們每個人活著時都過度使喚自己的身軀，讓身軀感到緊張，對身體窮追不捨，直到痛苦開始累積……只要努力將所有注意力放在呼吸上，理解並感受身體的存在即可……你的心靈將會感到放鬆與自在。這既是和解的姿態，也是愛的舉動。」

　　大腦會對外界刺激迅速做出本能的反應，透過正念練習，能建立一個思考框架，幫助你以客觀的方式觀察自我，不被情緒或行為所驅動。例如，當察覺到自己當前的情境與期望的目標之間有落差時，若帶著情緒解讀，可能產生憂鬱或憤怒。正念練習可幫助你將注意力放在差距本身，而非伴隨而來的情緒反應。

如同持續地練習唱歌或演奏樂器，能幫助我們建立精密的認知框架，辨識極細微的音程變化，透過持續的正念練習，也能培養類似的能力，讓我們的意識更加敏銳，能精準地辨別進入意識的各類資訊，並逐步學會如何選擇性地回應，而不是自動化地受到情緒或習慣反應的影響。

此外，研究發現，正念練習可以減少身體內的發炎因子，例如 C 反應蛋白（C-Reactive Protein）與介白素 -6（Interleukin-6）。發炎因子的長期升高與加速老化、心血管疾病息息相關，而正念練習對這些機制具有控制作用。正念練習也能改變大腦預設模式網絡（DMN）的連結，該網絡與情緒反應的杏仁核及調控自律神經的下視丘等部位相連。經重塑的預設模式網絡可幫助連結身心，是延緩老化的重要仲裁者。

喬・卡巴金（Jon Kabat-Zinn）創建的一套正念減壓療法（Mindfulness-Based Stress Reduction）是為期 8 週的課程，經過多年改良，該療法已廣泛應用於治療慢性疼痛、憂鬱症、焦慮症、創傷後壓力症候群（Post-Traumatic Stress Disorder），以及酒精或藥物等物質使用障礙症（明知某物質會對自己和他人產生重大傷害和不良後果,卻仍持續使用的狀況)。

影響一生的專注力訓練

就像運動一樣,正念練習可以透過多種方式來學習與實踐。例如每天進行正式的專注呼吸訓練,時間可以是 5 分鐘或是 1 小時以上。也可以是非正式練習,在飲食、步行或做家事時,專注於當下的感受。只要持續練習,就能逐漸養成正念的習慣。此外,使用冥想專用的 App,或觀看介紹正念的 YouTube 影片,也是很好的選擇。

就像肌力訓練需要數月才能顯現對情緒、認知或代謝等方面的影響,正念練習的廣泛效益也需要時間才能展現。一旦練習到一定程度,效果甚至可以持續一年以上。

剛開始時,專注於呼吸可能會有些困難。初學者可以嘗試將注意力集中於鼻尖的氣流感受,或腹部與胸部的起伏,重點在於「觀察」呼吸的自然狀態,而非刻意「調整」呼吸。如果過於刻意想要自然呼吸,反而可能引發緊張情緒。正念的核心是全然地接納當下,而非試圖改變或控制。

在專注呼吸的過程中,可以觀察身體是否有哪個部位特別緊繃，試著讓嘴角微微上揚，展現淺淺的微笑，有助於舒緩內心的緊張情緒。觀察呼吸時，若思緒浮現，只需靜靜地觀察，不必急於壓抑或排除這些想法。這樣的心態幫助我們更能專注於呼吸本身。

「數息觀」是非常有效的呼吸專注訓練法。透過計算呼吸次數，例如入息數1、出息數2，或僅計算入息或出息次數，都能幫助我們更容易集中注意力。對於正念練習者來說，將吸氣和吐氣視為一個完整的呼吸週期（數1），是較為便捷的方法。通常重複8到10次計為一組，專注地完成若干組練習即可。不必強迫自己集中精神，一旦思緒凌亂就重新計數。這種練習方式非常適合在搭捷運、公車或電梯時進行，透過非正式練習，能更深入培養正念習慣，並內化成生活的一部分。

正念練習就像是忙碌生活中的一個內省錨點，幫助我們維持身心平衡。以短期來看，正念的效果主要展現在心理健康，不過對抑制加速老化也具有顯著作用。中長期來看，正念有助於維持內在心理韌性，減少因壓力所致的誤判，並改善認知與情緒穩定性，使我們能以更開放的心態，面對生活中的錯誤習慣和價值觀，並進行必要的調整。

我的正念之旅始於認識正念減壓之父卡巴金，他開創的訓練課程,讓我深刻體會到心理健康是延緩老化的核心驅動力。如果我們因為種種因素被貪欲、憤怒或愚痴等情緒所支配,而遠離正念,很可能悄悄助長加速老化的行為與思考習慣浮現。即使在休息的時候,大腦仍會自然增加熵,而現代社會的各種外在刺激與壓力,更會不斷推動熵的上升,使人難以維持內心的平衡。這正是正念能幫助我們對抗老化和身心退化的重要原因之一。

　　針對仍有自主生活能力的百歲人瑞研究也顯示,長壽者通常擁有規律的生活習慣與積極的心態。由此可見,將正念融入日常生活是一項高報酬投資,對身心有益無害。正念可說是最佳的身心補給品,值得我們用行動去實踐,享受它為生活帶來的深遠影響。

> 專心呼吸,享受吸氣與吐氣,感受活著的驚喜。數息法可減緩內心的不安,搭捷運、公車或電梯時,就可以做。不僅能對治你的散亂心,也是非常有效的專注呼吸訓練法。

進入心流，強大的低速老化因子

　　每個人一定都有過這樣的經驗，全然沉浸在某活動中，以致忘了時間。一個人在執行任務時，如果滿足特定條件，便能進入這種所謂的「心流」（flow）狀態。這是心理學家米哈里・契克森米哈伊（Mihaly Csikszentmihalyi）於1975年提出的理論，用來描述個人在不依賴外部獎勵情況下，能全然專注於活動本身的現象。

　　心流的特徵是專注當下，並展現出純粹的內在動力，體驗活動過程中的愉悅與滿足感。根據契克森米哈伊的理論，心流的發生是有條件的，主要取決於任務難度和個人能力的平衡。當一個目標既不過於簡單也不至於太困難，能夠適度挑戰個人能力並激發興奮感時，就可能產生心流。

　　此外，個人的技能和能力需與任務的要求相匹配，並在執行過程中感受到自己的價值和能力被充分運用。這種「恰到好處」的條件，能讓個人在高度專注的心理狀態下體驗純粹的投入和愉悅感。

　　換言之，心流是一種由內在動力驅動的專注狀態，讓人從活動本身感受到深刻的滿足與意義。

要進入心流，必須符合 9 個關鍵條件，首要條件就是任務難度與個人能力的平衡。其他 8 項條件包括：行動與感知的融合、明確目標、清晰且即時的反饋、專注於任務、掌控感、自我意識的暫時消退、時間感的扭曲，以及自我目標的深刻體驗。

進入心流後，個人會完全專注於當下活動，並對外在刺激（如聲音、時間流逝）和內在感受（如疼痛、飢餓或關於自我的雜念）變得遲鈍。這是一種忘我的境界。

研究顯示，心流狀態下，使用 fMRI 觀察到預設模式網絡及杏仁核（大腦中負責處理情緒反應的重要區域，特別與恐懼、憤怒、焦慮等負面情緒密切相關，過度活化可能導致情緒失控）會穩定下來，而涉及獎勵迴路、問題解決與高階認知的腦區則會被活化。換言之，心流不僅是一種高度專注的狀態，也是內在的熵極低的狀態。

進入心流所啟動的良性循環尤其值得關注。當人全神貫注於任務，獎勵迴路會被持續活化，激發更多情感上的正向反應，進而強化對任務的投入動力。這種專注與回饋，不僅提升個人能力，也帶來愉悅感與幸福感，進而改善整體生活品質。

根據研究，心流的累積效應可以提升學業表現、認知功能及身體健康。若能不斷體驗心流，個人將有機會在音樂、運動或專業領域達到卓越境界。

如何掌握心流的開關？

不幸的是，現代化的生活方式與高度競爭正逐漸摧毀我們進入心流的能力。我們身處在以結果評定一切的環境中，從小到大都被訓練成要注重成果，忽視了享受過程的價值。分數與名次構成的教育體制、入學考試與就業競爭，讓大腦失去了對沉浸於任務本身的自然回饋。這種結果導向的思維模式使我們在成年後，開始將任何無法直接帶來金錢或快樂的活動，視為浪費時間。

內心的貪婪、憤怒與無明，更進一步驅使我們追逐地位或財富等外在目標，而非在心流狀態中尋找滿足。結果就是許多上班族對自己的工作感到厭倦，試圖透過其他方式爭取更高的社會與經濟地位，賺進更多金錢。一旦升遷至更高職位，他們又傾向逃避真正需要專注投入的精神活動，甚至將這些高層次活動推卸給他人。

這種現象在各行各業中普遍存在。例如有些高層人士以社交與決策為名，將時間用在打高爾夫球或參加應酬，卻忽略實質工作的投入。當學者不進行研究、醫師不提供醫療服務、教授不熱衷於教學，這種心態會讓所謂的成功人士身心加速衰老，內在的熵值（混亂與無序感）持續升高。

當那些高內在熵值（內心混亂）的人成為組織或團隊的領導人，擁有決定工作方向與營運制度的權力時，讓工作環境變得更不利於專注與投入。例如研究工作原本應是一種需要全心投入在閱讀、思考、實驗、歸納和撰寫的過程，但現在變成需要每三個月、六個月、十二個月不斷提交報告書與計劃書，並頻繁參加無效的會議，導致「為了研究而研究」的問題層出不窮。

那些善於適應這種制度，並交出定量成果的人，往往更容易晉升為組織高層，導致難以跳脫的惡性循環，工作環境愈來愈不利於我們進入心流狀態。

辦公室環境同樣讓人難以專心工作。來自通訊軟體、電子郵件及電話的不斷干擾，使人很難在單一任務上專注，但團隊或組織領導人卻把這種多工任務，視為理所當然。現代工作環境中充滿大量無意義的業務要求與需求，讓我們難以騰出心理空間來安頓內心的不安與困惑。

實際上，為了真正投入工作，我們需要感受到工作的意義、建立足夠的內在動機、獲得適當的回饋、清晰了解角色與目標,並擁有自主性。但許多人的工作中充斥著官僚化、意義不明、前提不確定的任務,被迫投入長時間在無意義的產出,不僅沒有實質效益,更會一再削弱一個人的鬥志和幸福感。

只有重新審視我們對工作的心態,並進一步改變制度與文化,才能重拾沉浸於當下的能力。

心流肌力是練出來的

逃避專注與心流,內在處於高熵狀態,雖不會立刻阻礙你成功,但長遠來看,這樣的生活方式無疑會損害個人的整體內在能力。社會對我們的能力要求正在快速改變,延長健康壽命所需的多元能力也在不斷變化,在這樣的浪潮下,心流成為學習新技能以激發多元能力,同時讓人在過程中感受到愉悅與滿足的最佳方法。

《論語》有句話說得好:「知之者不如好之者,好之者不如樂之者。」早在兩千年前,人們便認識到心流的非凡力量。然而,現代人常為了通過考試或達成主管要求,只求在最短時間內達成最低標準。雖然這種方式可以讓我們完成單純的重複性任務,但難以獲得工作中的成就感,或培養分析業務問題與尋求改進方案等高階思考的能力。

當我們進入心流狀態,不僅能更快速地學習技能、學習過程更愉悅,還能使該技能逐漸深植於行為與思維中,最終促使能力內化,形成穩定且長久的成長基石。只要我們跳脫慣性,練習接受適度的不適,就能為自己創造長期且深遠的舒適感。

心流的能力,就如同肌力一樣,會隨著環境、身體及情緒狀態的不同而波動,會隨著訓練而增強,或因疏於鍛鍊而減弱。這就是為什麼圖16中的心流通道外圍會加上虛線的原因,代表其彈性與變化。

如前所述,心流是一種低熵的內在狀態,源自正念,可以延緩加速老化。一般人常將正念誤解為純粹的心靈平靜,但心流狀態其實是可以發揮強效的內在動力。簡單來說,正念是一種聚焦當下的能力,而心流則是專注於任務的正念實踐。心流通道會根據身心能力的增強而改變,展現極大的適應性與潛力。

如何進入並保持心流狀態?首爾大學教授黃農文在《全神貫注的力量》一書中指出,促進心流的基本條件,包括能夠專注的安靜環境、規律的運動、以蔬菜和肉類為主的均衡飲食。從飲食的角度來看,過量攝取碳水化合物及單醣可能

圖 16 ｜心流通道會因身心能力增強而改變

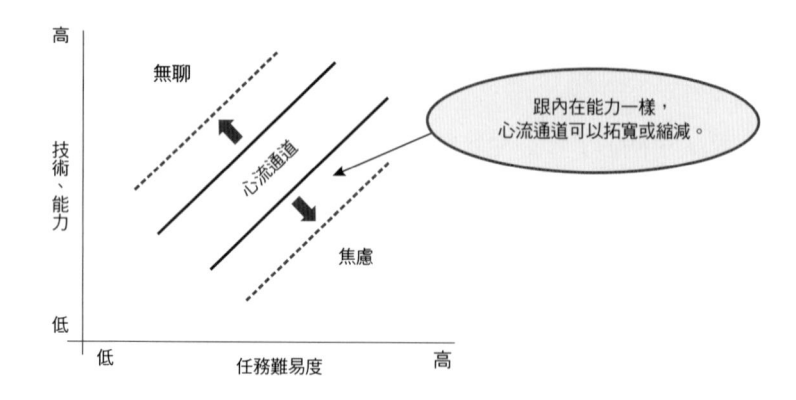

（圖表：縱軸「技術、能力」由低到高；橫軸「任務難易度」由低到高。中間為「心流通道」，左上方為「無聊」，右下方為「焦慮」。註解：跟內在能力一樣，心流通道可以拓寬或縮減。）

▲ 心理學家契克森米哈伊認為，心流通道發揮作用的領域範圍會隨著身心的內在能力拓展或縮減。當沉迷於各種有害刺激而分心，心流通道的寬度會趨近於零。只有當任務難易度夠高、技術和能力也夠高的平衡狀態，才會產生心流。

導致胰島素分泌上升,進一步誘發反應性低血糖和壓力荷爾蒙的異常分泌,進而阻礙進入心流狀態。但我認為,不需局限於肉類,用豆腐、橄欖油等替代部分肉類,也能達到類似效果。此外,足夠的高品質睡眠、避免酒精及智慧手機等刺激物、保持專注於正念的心境,也是不可或缺的要素。

每個人一天中專注力最強的時間可能各有不同,探索自身的高效專注時段,並在此期間努力追求心流狀態,是有效的策略。設立可實現的明確目標尤其重要,例如正在寫一本書,今天的目標是完成第三部分的後半段,而在某次心流時段,精確到完成某章節的前三個段落等,讓目標具體化。

策略性思考有助於規劃全局,但在行動時更需要專注於當下,就像攀登高山時,更需專注於腳下的每一步。通常,人很難維持超過兩小時的心流狀態。當專注力下降時,做運動、練樂器、睡眠或正念冥想等,都能夠有效幫助重啟心流狀態。

正念練習與進入心流狀態的有效方法因人而異,因此記錄自己的日常生活經驗,並以主觀量化(如 0 到 10 分)方式,評估專注品質或是否陷入「神遊」,是一項值得嘗試的好方法。

以我個人來說,早餐和午餐會盡量少吃碳水化合物和糖，或是晨跑，快跑 5 到 6 公里，都有助舒緩內心的不安。不過，如果睡眠不足 6 小時，不論我再怎麼努力，也無法進入心流狀態。

　　鍛鍊心流肌力時，找到適合自己的最佳條件至關重要。幾年前，一個週五晚上，我匆忙買了站票，上了無窮花號列車，然後坐在車廂後方地板上完成大量論文手稿，儘管旁邊有年幼孩童嬉戲超鬧。這一切得益於心流肌力的鍛鍊，使我能專注於任務，忽略干擾。

　　心流與正念的結合，有助於啟動心理健康的良性循環。一方面，心流能修復因沉迷於有害刺激而受損的獎勵系統，使心靈回歸穩定；另一方面，享受心流能自然激發良性的刺激，形成積極的生命週期。隨著這種心理健康的連鎖效應向外擴展，能讓更多人建立起維持身心健康的內在機制，最終修復這個混亂的世界。

> 一般人常將正念誤解為純粹的心靈平靜，其實心流是可以發揮強效的內在動力。

睡眠不足，什麼事也做不成

身為專科醫生，我每天的工作時數平均超過 15 小時。通常早上 6 點半開始準備巡診，接著門診與出席院內會議，約莫過了 12 小時後的晚上七點半左右，還需投入研究等相關工作幾個小時才能下班。

長期處於高壓與疲憊中，有一天早晨開會時，我突然感到像是腦袋裡有根橡皮筋斷掉的感覺。我無法專注在任何事情，腦袋裡彷彿瀰漫著濃霧，就像戰爭電影中手榴彈爆炸後的現場，一股強烈的倦怠感無預警地向我席捲而來。

我意識到自己不對勁，於是開始戒酒、調整飲食、撥出時間運動、做正念練習。一個月後，體脂肪減少，肌肉量也增加了，但專注力還是遲遲無法恢復到理想狀態。就在我感到困惑時，我從病人身上找到了答案。

愈來愈多自稱「可能罹患失智症」的病人前來就診，他們不僅認知功能受到影響，還出現睡眠異常、情緒波動及思維紊亂（如妄想）等。但大多數病例無法由過去的慢性病史或腦部影像解釋他們快速發展的臨床症狀。

若病人的主訴症狀是「睡不好」或「夜間常醒」，醫生大多會開立安眠藥。但長期服用安眠藥常會引發其他問題。有壓力型睡眠問題的人吃安眠藥，初期似乎能改善入睡，但長期服用可能對安眠藥產生依賴，以致沒吃藥就難以入睡，或需要吃更高劑量才能入睡。更糟的是，長期服用安眠藥不僅導致睡眠品質下降，更會對認知或情緒帶來負面影響。

有些患者的認知檢測結果，顯示為失智，主要原因正是跟長期服用安眠藥的副作用有關。安眠藥過度使用可能導致大腦功能紊亂，干擾認知測試的準確性。這些患者並未真的患有失智症，但由於藥物對腦神經的抑制或刺激，導致他們的認知表現可能類似失智症患者。這種誤診情況實在令人遺憾。然而確診阿茲海默症的患者也常伴隨睡眠異常、憂鬱或思維紊亂。因此，仔細找出造成睡眠障礙的原因十分重要。

睡眠障礙是導致身心健康陷入惡性循環的根源，許多病人在針對失眠原因進行治療，並停止服用安眠藥後，失智症狀在數月內就獲得改善了。

睡眠不足是加速老化的重要因素。研究顯示，充足睡眠對維持健康生活至關重要。然而，許多人習慣性剝奪自己的睡眠時間。熬夜一晚的注意力下降，相當於血液中酒精濃度達到 0.08%（接近吊銷駕照標準的 0.1%）。即使沒在短時間內大幅減少睡眠，睡眠不足的問題一旦累積一段時間，也會導致類似結果。例如，連續 10 天每晚僅睡 6 小時的專注力表現，與整整 24 小時不睡覺一樣糟糕，這樣的狀態猶如醉酒。也就是說，大醫院急診醫師的專注力和判斷力，實際上就跟酒醉狀態沒兩樣。這雖然令人難過，卻是現實。

睡眠不足還會加劇壓力荷爾蒙分泌、提高心血管疾病風險、增加心肌梗塞等病症的死亡率，並削弱免疫功能。對大腦的損害尤其顯著，會降低大腦功能，削弱專注力、記憶力與決策能力。由於自制力下降，讓人更容易沉溺於有害刺激物中，在高壓、高熵的狀態下，不僅不可能進入心流狀態，還會降低工作效率，形成不得不更長時間工作的惡性循環。

如圖 17 所示，長期睡眠不足將顯著增加失智風險。研究證實，長期睡眠不足可能使失智症提前約十年發病。為了預防各種健康問題，每天至少需要 7 至 7.5 小時的睡眠。

如何解決睡眠問題？

根據韓國女性家族部發布的〈青少年統計〉數據，2021 年韓國高中生平均睡眠時間僅為 5.8 小時。此外，根據飛利浦公司在 2021 年世界睡眠日進行的調查，韓國人平日的平均睡眠時間僅為 6.7 小時。這與 2016 年 OECD 統計的會員

圖 17 ｜中年睡眠不足可能增加失智風險 *

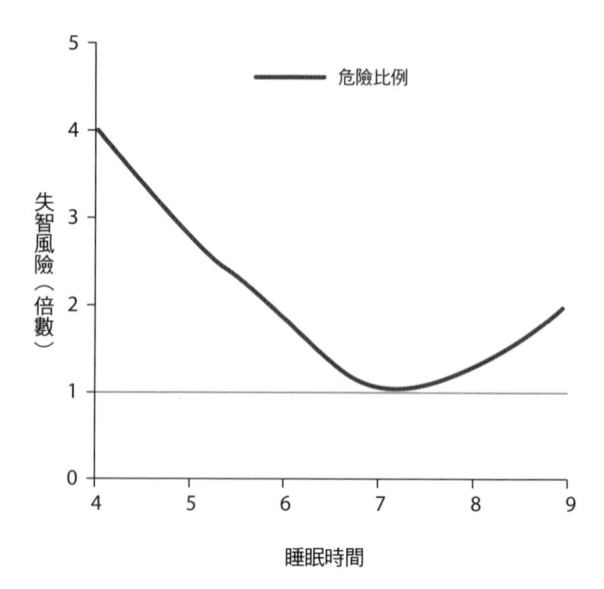

失智風險（倍數）

睡眠時間

危險比例

* Sabia S, Fayosse A, Dumurgier J, van Hees VT, Paquet C, Sommerlad A, Kivimäki M, Dugravot A, Singh-Manoux A, "Association of Sleep Duration in Middle and Old Age with Incidence of Dementia", *National Communication*, 2021 Apr 20;12:2289.

國平均睡眠時間 8 小時 22 分鐘相比，明顯偏低；甚至低於當年在成員國中墊底的韓國平均睡眠時間 7 小時 51 分鐘。在這個現實的背後，有個非常驚人的社會文化信念，那就是誤以為睡得比較少的人更勤奮、更優秀。真是太無知了。

讀醫學院時，熬夜是理所當然的事。在醫院工作到深夜後，又去喝酒到清晨，接著回醫院短暫瞇一下後，就去準備一大早的研討會，會後再直奔手術室，緊接著進入門診，這種人往往被評價為勤奮的人，而且有許多人會自豪地說自己為了寫報告或研究計畫熬夜好幾天。

該如何改善這些睡眠問題？第一步是檢視自己的睡眠時間是否足夠，並調整生活方式。若睡眠不足，那什麼也改變不了，例如，即便制定完善的運動計畫，肌肉量不會增加，身體機能也無法提升；即使健康飲食，也無助於改善胰島素阻抗。

睡眠充足能讓人不依賴咖啡因或其他興奮劑，自然就能集中注意力，精神充沛。如果你需要整天依賴咖啡才能保持清醒，就該重新審視睡眠狀況了。

記錄每日的睡眠與起床時間是個好方法。我用智慧手機記錄後，驚訝地發現自己平均僅睡 5 小時 50 分鐘。比起睡滿 7 小時的人，睡眠不足不僅會降低專注力和創造力，還會增加 25% 罹患失智症的風險。若確定睡眠不足，須立即補充；若環境不許可，小憩也能稍微彌補。然而，平日的睡眠不足帶來的不良影響，無法僅靠週末的補眠解決。維持恆定的作息時間，才是改善睡眠的根本之道。

睡眠的品質也至關重要。只靠昂貴床墊或寢具，是無法解決睡眠問題的，而安眠藥雖能縮短入睡時間，卻會干擾睡眠中的生理恢復反應及腦部活動，進而影響清醒時的高階認知功能。

安眠藥與酒精會干擾快速動眼期睡眠，而這種睡眠對認知功能的維持與提升不可或缺。會作夢的快速動眼期睡眠與不會作夢的非快速動眼期睡眠，有各自作用，睡眠前半段，非快速動眼期睡眠的比重較高，睡眠後半段則是快速動眼期睡眠的比重較高，兩者都不可少。快速動眼期睡眠對認知功能的影響尤其重要，如果缺少，專注力、記憶力、決策力都會受到影響。

此外，安眠藥和酒精也可能加劇阻塞型睡眠呼吸中止症的病況。若生活習慣不良，導致身體臃腫、雙腿浮腫，老化加速，情況只會更嚴峻。在這種情況下，即使每天睡了 8 小時，仍可能一整天昏昏欲睡，注意力難以集中。

接受睡眠多頻道生理檢查，能有效診斷睡眠問題，必要時可輔以持續性陽壓呼吸器（Continuous positive airway pressure）進行治療。但同時改善運動與飲食等整體生活方式，才是治本之道。

規律運動就能有效提升睡眠效率，幫助你快速入睡，而且睡得很沉。清晨及大白天多活動，多曬太陽，有助於促進白天清醒及夜間分泌褪黑激素（天然助眠劑），改善入睡困難的問題。避免在夜間使用電子設備，攝取咖啡因或其他刺激物，降低身心負擔，也有助提升隔天白天的工作效率。

記錄並觀察與睡眠相關的生活習慣，尤其是咖啡因攝取對入睡的影響。許多人沒有意識到，即使少量咖啡因，其效應可能長達 12 小時以上，會顯著干擾入睡。

睡眠跟提升內在能力的四大支柱息息相關。充足且高品質的睡眠，對身心健康及人生目標的實現至關重要。那些為縮短睡眠時間而努力的人，事實上是在阻礙自身成長。

「四當五落」（學生一天只睡 4 小時，才能考上好大學，要是睡滿 5 小時，只能名落孫山）的說法，根本是荒謬的迷思。無論是 7 小時還是 8 小時，找到最適合自己的睡眠時長，並堅持下去，是提升內在能力的基石。那些不減少睡眠時間就無法完成的任務，打從一開始就是不合理的事。實際上，當你多睡飽一小時，更有可能達成你嚮往的目標。

從自我、自性到自由

分析心理學始祖卡爾・榮格（Carl Gustav Jung）認為，「自我」（ego）是意識的核心，而「自性」（self）是心靈的核心。自我只是我的意識主體，而自性則是包含了意識與無意識在內的心理主體（圖18）。自我實現是片面的，人應當尋求自性實現，亦即心理完整性的實現。

將榮格提出的自性概念擴大到囊括個體的身體活動與心理活動，自性就意味著四大健康支柱的一切。自我由感知、記憶、思想與情感組成，是個人對自身的認知，以及對外界的理解，但自我並非心靈的全部，它需要與其他心靈元素（如自性）合作，才能達到人格的整合與和諧。自我如果運用不當，就會變成一個人的痛苦根源。

自我驅使我們拿自己跟他人比較，認為有一個名為「我」的既定實體，並執著於「我」及「我的所有物」，這種心態滋生了佛教所稱的「三毒」：貪慾、憤怒與愚痴，是一切痛苦的根源。三毒的惡性循環始於愚痴：我們誤以為自我的貪婪可以被滿足，卻未能察覺大腦獎勵迴路的生物特性，導致錯誤地追求無止境的滿足。

圖 18 ｜自我實現是片面的，人應當尋求的是自性實現

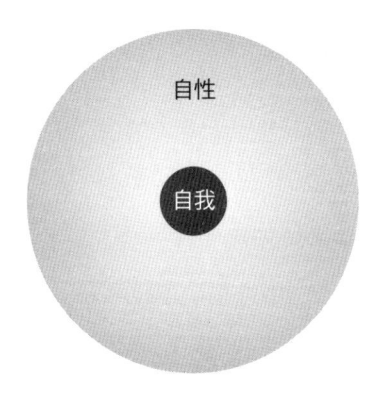

自性

自我

▲ 自我是意識的核心，而自性是整個心靈的核心，包含意識與無意識在內的心理主體，人應當尋求自性實現，才是心理完整性的實現。

愚痴引發貪慾，促使人們渴望能激發多巴胺分泌的各種事物，例如金錢、食物、酒精、毒品、物質、性快感、討人喜歡、名譽等。然而，一旦事與願違，或短暫的多巴胺效應因人為因素減弱，憤怒便會因去甲腎上腺素與皮質醇水平升高而爆發。相關的研究結果顯示，多巴胺成癮降低了額葉功能，導致判斷力下降，生活過得愈來愈愚昧，陷入三毒的惡性循環。

　　在佛教中，執著於三毒（貪、嗔、痴）是渴愛的表現，就像渴者求水一樣的迫切狀態。渴愛往往伴隨著煩惱，並引發三毒的惡性循環。這些煩惱不僅影響人的心理狀態，也可能對生理造成負面影響，使人加速老化。

　　一個人對自我的執著與渴愛愈深，自我會將自性、他人與世界的一切客體化，將外界的人事物視為可觀察、分析、控制的對象，並與自身區分開來，客體化的過程可能使個體更清楚地界定自我與他者的界限。這種心態會衍生許多可怕的行為與事件，包括掠奪、虐待、屠殺及戰爭。

　　佛教指出，以三毒為基礎的惡業最終會帶來不良結果，其中之一便是加速身心老化。若任由煩惱的惡性循環持續，未來的身心整合功能（四大健康支柱）將遭受因果業報的威脅，導致長久的巨大痛苦。

三個解方,找回平靜的心

如何實現身心健康的生活,延緩老化的速度?關鍵在於擺脫三毒:貪欲、憤怒與愚痴,並實踐三學(慧、定、戒)[*],以打破過度刺激自我與加速老化的惡性循環。

第一,透過「慧」擺脫自我迷失

我們需要重新審視對自我的既定認知,破除認為自我為固定不變實體的錯誤觀念。了解自我貪欲無法滿足,並警惕陷入由多巴胺驅使的無底洞。此外,必須意識到「比較」是持續刺激自我的來源之一。

當代消費資本主義善用人性弱點,利用三毒操控行為、牟取利益,社群媒體與平台經濟正是依此運作。要破除這個惡性循環,需深入了解大腦機制,清楚覺察這些影響因素。

---

[*] 三學分別是戒(戒律:防止「身、口、意」三業造惡)、定(禪定:讓散亂的心止於一處)、慧(智慧:為破除迷惑、頓悟真理而觀照「苦、集、滅、道」四聖諦、十二緣起或實相)。這裡所討論的三種方法是從加速老化與 4M 的角度來重新解釋三學。

第二,透過「定」進入正念狀態

我們應養成正念的習慣,以此減輕由貪欲與憤怒引起的煩惱。百歲哲學家金亨錫教授曾指出,健康晚年的關鍵在於「無貪念、不生氣」。壓抑怒氣或嘗試避開自我相關的念頭,不能解決根本問題,唯有進入正念狀態,自我的欲望之火方能逐漸平息。

正念練習能提升對任何情境的客觀觀察力,培養一項重要能力,即在憤怒迴路被啟動前,能停下來重新評估憤怒是否必要。這有助於減少不必要的壓力與怒氣,進一步改善情緒與壓力的管理。

第三,以「戒」避免老化加速

從生活中排除加速老化的因素至關重要。古代佛教曾提倡五戒:不殺生、不偷盜、不邪淫、不妄語、不飲酒,但現代社會對於健康生活的要求則更加廣泛。為了保持心靈健康與增強內在能力的四大支柱,我們需依循良好的生活習慣,避免有害因素侵蝕健康。

若能落實這些方式,即使外在干擾與煩惱如森林大火般燃起，我們仍有能力阻止它們吞噬我們的身心健康。

實踐三學（戒、定、慧），可降低內在混亂程度（心靈保持較低的熵值），培養更強的內在能力與心理健康。當逐步擺脫對自我的執著，貪欲與憤怒的影響力自然會減弱，隨之而來的是脫離加速老化的惡性循環。

佛教的智慧早已揭示，自我對老化的影響是明顯可見且可以控制的。在人際溝通中，對自我的覺察至關重要。自我使人將自己與他人視作獨立的客體，因此，當一個人對自我過度執著時，對話往往只圍繞自身展開，而非真正與對方交流，甚至可能演變為指責與批評。唯有超越自我，從更開放的視角去看待自己與他人，才能真正表達身心的感受，促進有意義的溝通。這個概念正是非暴力溝通方法的基礎。

最重要的是，能意識到「自我」與「自性」的差異，才能真正認清對自己來說最重要的事，並重新調整生活的優先順序。當人生的目標與行動因此改變，你才能終止那些跟自己和世界的非必要戰爭，不再日復一日陷入無止境內耗。

Chapter 4
未病先防,已病防變

延緩衰老的第三大支柱:
醫療與保健

避免陷入脂肪增加、肌肉減少的惡性循環

醫療與保健是延緩衰老的第三大支柱。本章以科學研究為基礎，探討如何健康飲食、享受生活與預防疾病。此外，也會檢視大腦的脆弱性，了解大腦在面對健康相關決策時如何受到情緒影響，做出不當的直覺反應。當我們深刻理解這些關係，便能更理性地審視市場上的抗衰老療法。

減重已成為現代人的共同話題，身邊幾乎每個人都希望自己更瘦一點。但大家似乎認為減重就等於減少熱量攝取，這種誤解往往導致減重失敗或很快復胖，甚至肌肉流失。

據韓國統計廳 2019 年國民體能檢測數據，30 至 34 歲女性平均體脂率和身體質量指數分別為 29.6% 及 22.2 kg/㎡；同年齡男性為 22.4% 及 25.3 kg/㎡。過去十多年來，韓國肥胖率持續攀升，疫情期間更急遽增加，疫情過後也未緩減。韓國年輕男性的平均身體質量指數，已屬於肥胖，而年輕女性則為肌少型肥胖*。對減重的關注與焦慮成為普遍現象。

---

* 即使身體質量指數在正常範圍，當男性體脂率超過 25、女性體脂率超過 30 時，就可視為肥胖。肥胖是指肌肉嚴重不足、脂肪過多，使人容易出現各種代謝問題的狀態。

減重失敗的原因大多是用錯方法。許多人僅憑意志力來減少食物攝取，短暫成功後，一鬆懈就又迅速復胖。這種反覆減重與復胖的溜溜球效應，不僅使脂肪聚積、肌肉流失，更可能導致極難減肥的體質。過度關注體重與熱量，甚至可能引發厭食症等飲食障礙，尤其在那些追求極度瘦身目標、意志力堅強的人身上更常見。長期營養攝取不足，熱量和蛋白質過低，會引發肌少症，增加罹病風險。

減重不是挨餓，而是要與食物合作

正確理解體重、身體組成、營養攝取等對延緩衰老的作用，才能擺脫這種痛苦的循環。想要達成理想體型或減輕體重，僅靠減少熱量是不可行的，也是錯誤的減重方法。現代人對身體外在形象的追求，常存在偏差。例如，韓國年輕女性普遍希望擁有纖細的身材，但當身體質量指數低於 21.5，這種過瘦身形可能對健康造成威脅。研究顯示，身體質量指數偏低的中老年女性，更容易罹患骨質疏鬆症與肌少症。

以身高 160 公分、體重 55 公斤為例，從身體質量指數來看是正常，但許多年輕女性卻仍認為自己「太胖」，於是強迫自己減少食物攝取，最終造成肌肉不足及胰島素阻抗的問題。有人雖然常常覺得肚子餓，但腹部卻因內臟脂肪堆積而明顯突出，如此又加深覺得「自己胖了」的錯覺。由於脂肪重量輕，體積占比高，即使體重變化不大，脂肪的存在仍會造成明顯的腹部肥胖。

因此，真正的問題不是「我好像變胖了」，而是肌肉嚴重流失。許多人對增肌運動，存在不必要的恐懼。事實上，即使全身肌肉量提升，也不容易造成手臂或腿部變粗，除非像健美選手那樣投入心力鍛鍊特定部位。對於身體偏瘦、脂肪偏高的人來說，肌力訓練能改善身體組成，減少皮下脂肪堆積，四肢反而可能看起來更纖細。

如果在缺乏肌肉的狀態下，一味依賴減肥餐進行體重控制，可能導致反覆復胖，最終只剩下骨骼（增加骨質疏鬆風險）與脂肪。

對男性而言，他們對自身體態或體重抱持不在意心態，是一大隱憂。忙碌的生活使得他們輕忽了身體管理，而久坐的生活方式不僅造成肌肉流失，也讓他們更難抗拒高糖、高油的超加工食品，更別提還有酒精、香菸等等加速衰老的刺激物，最終成為四肢看起來不胖，但腹部脂肪堆積太多的典型「啤酒肚」中年男子。

健康的體重範圍因人而異，但從降低死亡率來看，身體質量指數維持在 21 到 25（老年人約 25 上下）是理想的。然而，若不分青紅皂白地追求附加指標，盲目減重或限制熱量攝取，會陷入惡性循環，如圖 19 右上所示，脂肪逐漸增加，肌肉持續減少。這正是前述碳水化合物─胰島素模型的生理學結果。

低熱量飲食、肌肉流失及糖分攝取，都會導致基礎代謝率下降。基礎代謝率下降通常發生在能量匱乏的緊急狀況，在這種「代謝性飢餓」狀態下，若突然供應能量，身體會迅速將其轉存至脂肪組織，以備未來使用。當體脂肪過多，食慾調節荷爾蒙（瘦體素）敏感度降低，食慾會更旺盛。若持續限制熱量攝取，則會整天渴望食物，增加減重所需的認知成本（意志力消耗），最終難以避免溜溜球效應。在營養恢復供應、肌肉流失、基礎代謝率下降，三者相互作用下，促使脂肪快速堆積。

如圖 19 右上所示，虛線變低代表出現同化代謝阻抗，這時就算進行肌力運動，並攝取足夠蛋白質，依然難以合成肌肉蛋白質。同化作用是將外源物質轉變成人體所需要的（異化作用則是指將人體的物質分解代謝），當出現同化代謝阻抗，身體將蛋白質轉化為肌肉的能力會降低。

因此，在溜溜球效應影響下，額外攝取的能量無法用於

圖 19 ｜改善代謝系統，就能改善體型

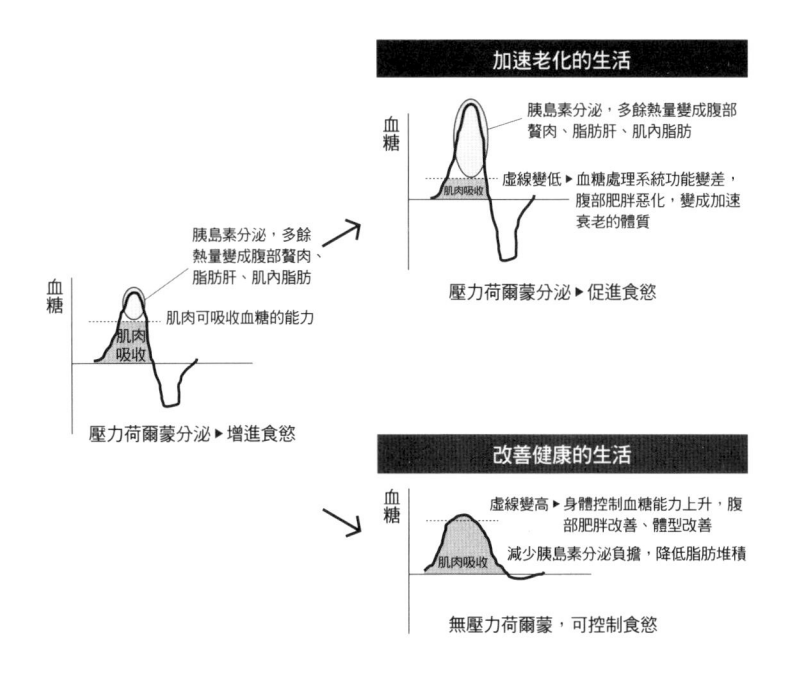

加速老化的生活

血糖

- 胰島素分泌，多餘熱量變成腹部贅肉、脂肪肝、肌肉脂肪
- 虛線變低 ▶ 血糖處理系統功能變差，腹部肥胖惡化，變成加速衰老的體質

肌肉吸收

壓力荷爾蒙分泌 ▶ 促進食慾

血糖

- 胰島素分泌，多餘熱量變成腹部贅肉、脂肪肝、肌肉脂肪
- 肌肉可吸收血糖的能力

肌肉吸收

壓力荷爾蒙分泌 ▶ 增進食慾

改善健康的生活

血糖

- 虛線變高 ▶ 身體控制血糖能力上升，腹部肥胖改善、體型改善
- 減少胰島素分泌負擔，降低脂肪堆積

肌肉吸收

無壓力荷爾蒙，可控制食慾

▲ 改變生活方式，就算上了年紀，仍能保有年輕的身體。

維持或增加肌肉量，而是直接轉化為脂肪。這正是許多上班族在健康檢查結果出現異常後，沒有調整生活習慣，而是選擇短期策略，例如不吃午餐來減重，最終卻導致腹部脂肪增加，甚至體重反而上升的原因。

現今韓國年輕男女普遍擁有加速老化的體型，這可能引發各種代謝疾病、慢性發炎，讓各種內在能力迅速衰退。若想要有健康曼妙的體態，同時預防慢性疾病、維持身體機能及肌肉骨骼平衡，就需要充足的肌肉量、適當的體脂，以及健康的飲食習慣，這三者是達到理想體重的基石。

真的餓了，還是嘴饞？

我們吃的食物會直接影響荷爾蒙的調節，尤其是胰島素（控制血糖）、多巴胺及腦內啡（掌控快樂與成癮機制）、去甲腎上腺素和皮質醇（壓力與憤怒根源）。透過管理飲食好好控管這些荷爾蒙，就能有效解決許多長期困擾的問題。含糖食物及精製穀物會使血糖迅速飆升，而且相當容易誘發上癮。光是聞到味道便會刺激多巴胺分泌，入口後至血糖上升的每個階段，都會促使多巴胺及腦內啡分泌。

當胰島素分泌讓上升的血糖下降時，體內會產生激烈的生理反應，使去甲腎上腺素和皮質醇會快速分泌，這種反應與毒品誘發的效果相似。因此，避免糖（包含食物中的單醣、雙醣，以及那些常額外添加的甜甜糖份，如乳糖、果糖、黑糖、砂糖等）和精製穀物的攝取，就像避免接觸毒品一樣重要。酒精的影響同樣值得注意，雖然飲酒後血糖未必飆升，但其後果與吃糖無異。糖、精製穀物與酒精均屬快速供應能量的物質，會加速老化，避開這三者是健康飲食的核心原則。

然而，不要看到醣類就拒絕。醣類就是碳水化合物，是所有產糖食物的通稱，按照分子結構可分為單醣、雙醣、多醣、寡醣、纖維，分別存在很多食物中，如乳品、全穀類、蔬菜、水果，吃起來可能不會立刻覺得甜，但卻是我們日常能量的好來源。

當我們運動時，肌肉收縮需要能量，會增加葡萄糖轉運蛋白的活性，讓肌肉有更多的燃料（葡萄糖）可以使用。運動後盡快攝取蛋白質和碳水化合物，可以補充消耗的肝醣，幫助恢復體力，也能避免肌肉被當成能量燃燒，還能促進合成、修復肌肉。

此外，攝取適量的醣類會活化副交感神經，具助眠效果；但過量攝取，則可能引發胰島素過度分泌及低血糖，反而影響睡眠品質。

日常飲食中若過度依賴糖及精製穀物，容易引發疲勞與嗜睡，不少人因此要靠咖啡提神。隨著胰島素分泌，血糖下降，壓力荷爾蒙分泌增加，長期使身體難以進入穩定狀態，影響注意力及生理功能。此外，胰島素分泌過量，會使水分與鹽分滯留在體內，導致浮腫，不僅會讓人感到不適，還會引起睡眠呼吸中止症，進而提升皮質醇濃度，並加速老化。

誰能幫我們躲過糖？

糖與精製穀物廣泛存在現代飲食中，在許多食品產業人員的努力下，成功抓住人們的味蕾。但要在生活中徹底擺脫這些刺激物質並不難。實際上，簡單的改變就能改善現況。

例如，以無糖植物性蛋白粉、橄欖油及煮熟紅扁豆為基礎的低碳水化合物飲食，能顯著降低血糖波動，減少浮腫與胰島素分泌。將蛋白粉（約 20 至 25 克）、橄欖油（約 20 至 25 克）、中鏈脂肪酸油（約 2 至 3 克）及水混合（無糖植物性蛋白粉和橄欖油的熱量攝取比例為 1 比 2），再搭配煮熟紅扁豆（約 30 至 40 克）佐餐，並輔以堅果或番茄等低糖食物做為點心，三天就可以感受明顯的改變。

有趣的是，對平時習慣外食的人來說，若連續三天按照這種比例進食，便會發現自己過往感受到的「食慾」實際上是一種被外界環境誘導的人為現象。根本原因在於，採取這樣的飲食法，血糖幾乎沒有任何變化，所以不太會嘴饞、一直想吃東西，同時，身體會排出大量導致浮腫的物質。

最佳飲食法應該具備三個策略：一是減少糖與精製碳水化合物的攝取量，使食慾中樞恢復正常；二是縮短每天進食的時間；三是降低總攝取熱量。

減肥的關鍵不在於單純降低熱量攝取，而是補充合適且均衡的營養。在對的時間，吃對食物，不必挨餓，每天吃飽，也能健康減重。

即便不同人的代謝特性各異，仍可藉由減少高糖食物和精製碳水化合物的攝取，改善胰島素阻抗、增加肌肉量，並減少腹部脂肪及慢性發炎等問題，進而使過剩能量被自然燃燒。透過輕度節食，降低每日 20% 至 25% 的熱量攝取量，這樣的減少幅度不會對身體造成過度壓力，又能因為有效控制糖的攝取量，避免血糖急劇波動及胰島素過量分泌。如此不僅能延緩老化，也能改善血壓及減少腹部脂肪。搭配足夠的體能活動，還能增加肌肉量，改善胰島素阻抗。

你也可以成為一個吃得飽又不會胖的人，當然前提是你必須是尚未出現重大健康問題的年輕人。在代謝系統已經出現病理問題的情況下，必須服用藥物治療，同時要針對個人狀況，設計適合的營養配方。

減重抗老，除了增肌、減脂，更需要吃出活力。根據多項臨床研究，均衡飲食可減緩老化的循環，還能活化身體多種延緩衰老的機制。除了減少腹部贅肉、使血壓回歸正常等明顯效果，還能放慢體內衰老時鐘的運作速度，提升健康與活力。

碳水化合物怎麼吃更健康？

碳水化合物是人體最容易獲取的燃料來源，也是維持肌肉合成與健康不可或缺的營養素。我們應該避免攝取糖與精製碳水化合物，但不能不吃碳水化合物。想要合理攝取碳水化合物，首先需了解身體的吸收速度及其對血糖的影響。

糖與精製穀物是人體可以快速吸收的碳水化合物，會導致血糖快速飆升，而未加工且富含纖維的全穀物則能維持平穩的血糖曲線。研究指出，α-葡萄糖苷酶抑制劑（α-glucosidase inhibitor）具有延緩碳水化合物分解的作用，幫助血糖維持穩定，進而延緩老化速度。

比起主張低碳水、高脂肪的飲食法，選擇適量攝取天然的碳水化合物，避免精製穀物，不僅能提升健康，更有助於遠離加速老化的代謝循環。

在控制食慾方面，避免精製碳水化合物的天然飲食方式，也有助於改善瘦體素的功能。瘦體素是一種由脂肪細胞分泌的激素，主要負責向大腦傳遞飽足感的信號，當瘦體素在調節食慾和能量代謝方面的功能逐漸恢復正常，適量攝取脂肪，能刺激瘦體素分泌，提供飽足感。而當身體對瘦體素的敏感性降低，可能會出現瘦體素阻抗，大腦無法正確接收瘦體素的信號，導致過度進食。

現代食品工業利用加工方式吸引消費者，對健康造成了深遠影響。例如市面上的「排毒果汁」常標榜能減少發炎並清除毒素，但實際上，飲用高碳水化合物含量的果汁後，血糖會迅速升高，促使胰島素分泌增加，隨後血糖又下降，如此反而難以達到身體排毒的效果。

如果想切身感受非天然糖分的影響，可以嘗試極低碳水化合物飲食兩至三天，或禁吃糖類與精製碳水化合物超過一週後，再恢復平常飲食，並記錄恢復吃下那些愛吃的食物反應，例如喝下 300 毫升的可樂或柳橙汁，一小時後你可能會發現自己又餓了。

此外，現代技術如連續血糖監測機也相當便利。透過即時監控血糖變化，可清楚看到不同食物對血糖的影響，有助於建立健康的飲食習慣。

低速老化飲食法，健康、美味又便利

了解食物的營養成分，並採取天然飲食的生活方式，可有效預防因老化引起的認知功能衰退，這些經研究證實能「讓頭腦變聰明的飲食法」中，最具成效的便是麥得飲食法（Mediterranean-DASH Diet Intervention for Neurodegenerative Delay，簡稱 MIND）。這個飲食法結合以預防慢性病聞名的地中海飲食與有助於控制高血壓的得舒飲食（Dietary Approach to Stop Hypertension，簡稱 DASH）的優點。

麥得飲食法特別強調，要多攝取以綠色葉菜為首的所有蔬菜、堅果、莓果（如草莓、藍莓）、橄欖油、全穀類、豆類、家禽及魚類等食物，並建議每天飲用一杯紅酒。同時，避免攝取糖分、精製穀物、速食、紅肉、奶油、人造奶油及起司等。

根據一項長達近 5 年的研究，麥得飲食法對延緩認知老化的效果極為顯著。與飲食習慣不良的人相比，遵循麥得飲食法的人，大腦老化速度每10年可延緩長達7.5年。換言之，當其他人的大腦老了10歲時，採用麥得飲食法的人僅老了2.5年，等於大腦老化速度減緩了75%，充分顯示這種飲食方式延遲老化的潛在效益。

亞洲人的飲食也可以融入麥得飲食的元素，例如食用更多豆類、蔬菜及豆腐，烹調時大量使用橄欖油，少鹽、少糖。此外，將白米飯替換成雜糧或糙米也是不錯的選擇。

經常外食的人如何吃得健康？建議每天至少有一餐選擇健康餐點，例如橄欖油與大豆分離乳清蛋白（或豌豆蛋白）製成的營養奶昔或淋滿橄欖油的沙拉。若無法避免吃到加速老化的食物，應盡量降低糖類與精製穀物的比例，並在可自己決定的餐食中，以麥得飲食的元素補充營養。

飲食對身體與心靈的益處，遠不止於外在的改變。當飲食習慣回歸正常，不用幾天的時間，你可能就能感到精神煥發。若再搭配正念練習、改善睡眠與適當運動，更能在兩至三個月內明顯感受到脫胎換骨般的**轉變**。

例如，曾經難以增加的肌肉量明顯提升了，腰圍縮小，即便體重變化不大，也會感到更有活力。早晨精神飽滿，頭腦清晰、專注力提升，還能緩解憂鬱情緒，身體原本隱隱作痛的部位也能自然修復。

實行低速老化飲食法，讓你不必挨餓，每餐吃飽，能量也會優先儲存在肌肉中或用於增加肌肉量，而非囤積為脂肪。這樣的均衡飲食，除了能有效調節能量利用，減輕身體痛苦，還能提升生活品質，而且不需花費太多時間、金錢與精力，就能看到改變。

均衡又節制的飲食習慣，還能緩解人類及地球上的生態壓力。例如，食用家禽替代牛肉，溫室氣體排放可降至原來的十分之一，而攝取豆類則可進一步降至三十分之一。事實上，目前肉類消費產生的溫室氣體約占全球人類排放量的20%，其中還包括運輸等間接因素。此外，全球數億人正面臨糧食短缺，氣候變遷加劇了糧食危機。因此，選擇均衡飲食不僅是關愛自己，也是在關懷世界。

現在，是時候該超越單純計算體重與熱量的思維，將飲食與營養視為身心健康的重要基石了。

> 採行低速衰老飲食法，血糖幾乎不波動，還能讓能量優先儲存在肌肉中或用於增肌，不囤積成脂肪。

人體不需要菸酒,但要戒掉卻很難?

在現代醫學與藥理學尚未普及之前,人類便大量消費酒精、咖啡、菸草、鴉片(如嗎啡)、含糖飲料,這些物質常被用來緩解緊張情緒、趕走睡意、提升專注力、減輕痛苦或帶來能量,它們的共通特性是能刺激獎勵系統(多巴胺分泌)及產生鎮痛效果(類鴉片作用),因此極易引發成癮。在藥物種類有限的年代,這些物品因其成癮性而被廣泛應用於不同情境,例如在無麻醉藥的情況下,病患往往需依靠酒精與鴉片才能忍受外科手術的劇痛。

有趣的是,菸酒在某些社會中還具有強制消費的性質。不過就在二十年前,男人當兵時得學會如何抽菸;而現在,在講求團結的公司聚會上,還是得按照職位階級來喝酒。

菸酒雖屬政府管制的徵稅商品,但與它們造成的巨大健康危害相比,目前的監管力度仍顯不足。事實上,若依據現代臨床研究評估菸酒的影響及副作用,這些物質應該被嚴格禁止。

然而,由於現實和倫理因素,科學界難以設計全面的臨床實驗來準確衡量這些成癮物質的長期影響。比如,我們不可能為了長期觀察飲酒過量對健康的損害，要求一組人連續10年過度飲酒，而另一組人完全戒酒，這在道德層面是不可行的。

因此，目前的研究多採用群體健康調查及分子生物學分析來間接評估利弊。但這種方法的局限性常被批評為證據不足。以香菸為例，雖然導致肺癌的科學事實已被證明，但多數控訴香菸危害的法律案件，最終仍由菸草公司勝訴。這種情況不禁讓人聯想到降落傘的用途，儘管其效用尚未經過隨機臨床實驗證實，但我們並不會因此質疑降落傘的重要性。

根據研究，以下5項習慣會影響一個人的預期壽命：

- 每週進行五次以上的中高強度運動。
- 健康飲食。
- 維持正常體重。
- 飲酒適度（以純酒精量為標準，男性每日至多5至30公克，女性每日至多5至15公克）。
- 不吸菸。

若5項全部實踐，以50歲美國人來說，男性預期可多活37.6年，女性可多活43.1年（見圖20）。若缺少任意一

圖 20 ｜可延長壽命的 5 大生活習慣

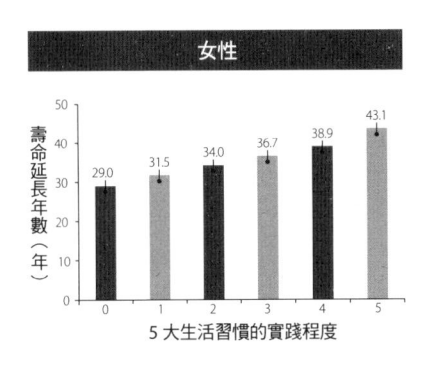

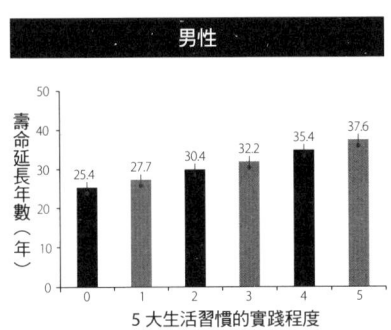

女性

壽命延長年數（年）

5 大生活習慣的實踐程度	0	1	2	3	4	5
延長年數	29.0	31.5	34.0	36.7	38.9	43.1

男性

壽命延長年數（年）

5 大生活習慣的實踐程度	0	1	2	3	4	5
延長年數	25.4	27.7	30.4	32.2	35.4	37.6

▲ 即使 50 歲才開始規律運動、均衡飲食、體重正常、節制飲酒、戒菸，這 5 項生活習慣仍可明顯延長壽命。

---

* Li Y, Pan A, Wang DD, Liu X, Dhana K, Franco OH, Kaptoge S, Di Angelantonio E, Stampfer M, Willett WC, Hu FB, "Impact of Healthy Lifestyle Factors on Life Expectancies in the US Population", *Circulation*, 2018 Jul 24;138(4):345-355.

項，男性壽命將減少 2.2 年，女性減少 4.2 年。若完全沒有實踐，男性壽命會縮短 12.2 年，女性縮短 14.1 年。

至於飲酒與吸菸的影響，比起節制飲酒者，每日平均攝取純酒精超過 30 公克（約 3 杯燒酒）的人，壽命可能減少約 2 年；每日吸菸超過一包者，壽命縮短的幅度更大，可能達 10 年。

傳統菸 vs. 電子菸，有毒物質不同，傷害都很大

就加速老化物質而言，沒有什麼東西比得上香菸的危害了。吸菸時，體內產生的活性氧會對血管造成直接傷害，致癌物質也會讓基因變得不穩定，加快一個人的衰老速度。戒菸可顯著延長預期壽命：25 至 34 歲戒菸，可延長壽命 10 年；35 至 44 歲戒菸，可延長 9 年；45 至 54 歲戒菸，可延長 6 年；55 至 64 歲戒菸，也可延長 4 年。

有人以能夠抑制食慾為由吸菸，也有人聲稱吸菸有助於集中注意力。但事實上，尼古丁僅會帶來不必要的緊張，反而加速腦部老化，並提前引發失智症狀。

如果有菸癮問題，很難改變抽菸習慣，建議向醫師尋求幫助，藉助安全且有效的尼古丁替代療法。千萬不要以為電

子菸較無害,根據報告指出,尼古丁本身就具毒性,而電子菸還可能引發急性肺部損傷(如急性呼吸窘迫症候群)。儘管長期使用電子菸的風險仍需更多研究支持,但是否值得承擔未知風險進行自我試驗,值得深思。總之,最好一開始就不要吸菸,不管抽哪一種菸,最好都及早戒掉。

戒菸者可向衛生所或戒菸門診尋求幫助,緩解戒菸過程中出現的戒斷症狀。可以想一想自己通常在哪種情況下想要吸菸,是需要尼古丁或依賴吸菸時的短暫快感,有助於覺察自己的行為模式。結合正念練習,能更有效克服成癮問題。

即使是少量飲酒,也會毒害神經

根據全球研究,酒精是導致 15 至 49 歲年輕人過早死亡和殘疾的首要因素。酒精會活化多種分子生物學機制,加速老化。即便是少量攝取,也對神經系統具有毒性,而且隨著酒精的累積,毒性會顯著增加。過去的觀點認為,只有長期大量飲酒才會導致酒精性失智症或小腦功能失調[*]。然而,隨

---

[*] 如果小腦功能出現異常,會導致肌肉張力下降,行走時軀幹的運動調節功能便會產生障礙,使動作變得不自然。此外,各處肌肉運動的協調性也會變得更加困難,因此無法進行精確的工作。

著醫學影像技術的進步，研究顯示，即使是少量酒精的長期累積，仍可能加速神經系統的老化。

水果自然發酵後可能產生微量酒精。在育種技術普及之前，自然發酵果實的酒精濃度僅約 1%。像脂肪一樣，微量酒精也是高效能燃料，而果實中的酒精也象徵其高糖分。根據「醉猴假說」，猿類在進化過程中因尋找高能量來源，進而對酒精產生偏好，這與人類偏愛甜味和脂肪等高營養物質有相似的演化基礎。

時至今日，如同糖和精製穀物變成最廉價且最容易取得的熱量攝取來源一樣，高濃度乙醇也隨處可得。但這也導致許多人對酒精的依賴，就像對糖上癮一樣。

5 項標準，看懂成癮程度

以韓國來說，由於文化因素，習慣性飲酒並未被視為嚴重問題，即使知道自己應該減少飲酒，卻難以做到，或明知健康狀況惡化，仍無法戒酒，甚至頻繁地渴望飲酒，這可能已經患有酒精依賴症了。

根據首爾峨山醫學中心的診斷標準，過去一年若符合以下三項或以上，即可判定為酒精依賴症：

1. 耐受性增加：需更大量的酒精才能達到相同醉意。
2. 戒斷症狀：如焦慮、失眠、出冷汗等，且再度飲酒後症狀消失。
3. 飲酒超量：實際飲酒量和時間超出原計畫。
4. 戒酒失敗。多次嘗試戒酒均未成功。
5. 功能受損：因飲酒影響工作或社交，甚至放棄興趣活動。
6. 健康危害：明知酒精可能導致或加重疾病，仍繼續飲酒。
7. 耗費大量時間在飲酒的相關活動，如買酒、飲酒、解酒。

在 2020 年國民健康營養調查中，韓國 40 至 49 歲男性的高風險飲酒率達 30.1%（所有成年男性為 21.6%、成年女性為 6.3%）。在韓國，高風險飲酒率的定義：男性在一次飲酒場合中，喝 7 杯以上（或是喝 5 罐啤酒左右）；女性喝 5 杯以上（或是 3 罐啤酒左右），而且一週喝兩次以上。這樣的飲酒量遠遠超過西方研究中建議的（每次飲酒最多 3 杯），或麥得飲食法允許的每天一杯葡萄酒。

酒精會加速大腦衰老

　　酒精是強效的神經毒素，對腦部老化影響顯著。研究顯示，30 多歲的酒精依賴者大腦老化速度，比同齡者快約 2 至 3 年；隨著年齡增長，老化速度更顯著，到 60 歲時，其大腦的老化程度可能比同齡者快 12 年（圖 21-A）。

　　沉迷於高風險飲酒的 40 多歲韓國男性，如果飲酒習慣一直維持到 60 歲，將比同齡者提早約 12 年罹患失智症。即使飲酒量偏少，也會加速大腦衰老速度，如圖 21-B 所示，如果過去 3 個月內累計喝下約 300 單位（標準規格的酒杯）的酒精，大腦老化的速度會比不喝酒的人快 5 年以上。即使每天只喝一罐馬格利酒，也會造成這樣的結果。

　　此外，酒精代謝產物乙醛具高度毒性，會引發類似細菌感染的炎症反應，導致神經細胞損傷和功能退化，包括記憶力減退、自制力喪失和平衡感削弱。

　　酒精對多種受體產生作用，其效果因劑量不同而變化。低劑量的酒精能穩定情緒，中等劑量則可能刺激情緒，高劑量的攝取則會導致身體失控，無法維持正常的呼吸功能，最終可能引發呼吸衰竭，甚至死亡。

　　酒精的作用方式與選擇性安眠藥不同，並非精準地作用

圖 21 ｜酒精是強效神經毒素，對腦部老化有顯著影響

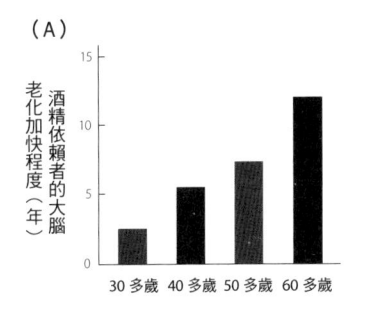

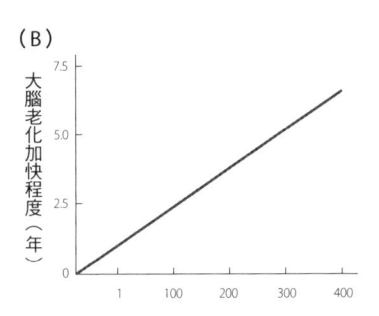

（A）

酒精依賴者的大腦老化加快程度（年）

15
10
5
0

30多歲　40多歲　50多歲　60多歲

（B）

大腦老化加快程度（年）

7.5
5.0
2.5
0

1　100　200　300　400

▲ （A）相較於同齡的非酒精依賴者，酒精依賴者的大腦老化提早了 10 年以上。[*]（B）過去三個月內攝取的酒精量越多，大腦老化的程度越嚴重（一單位代表 10 公克酒精，約為啤酒 250 毫升、燒酒一杯半、紅酒 100 毫升、威士忌 30 毫升）。[†]

---

[*] Guggenmos M, Schmack K, Sekutowicz M, Garbusow M, Sebold M, Sommer C, Smolka MN, Wittchen HU, Zimmermann US, Heinz A, Sterzer P, "Quantitative Neurobiological Evidence for Accelerated Brain Aging in Alcohol Dependence", *Translational Psychiatry*, 2017 Dec 11;7(12):1279.

[†] Angebrandt A, Abulseoud OA, Kisner M, Diazgranados N, Momenan R, Yang Y, Stein EA, Ross TJ, "Dose-dependent Relationship between Social Drinking and Brain Aging", *Neurobiology of Aging*, 2022 Mar;111:71-81.

Chapter 4　未病先防，已病防變

於某一受體,而是隨機地影響大腦功能,類似於黏著劑或稀釋劑等有機溶劑。因此,血液中酒精濃度的安全範圍並不高,稍微超過便可能產生危險。

例如,一名體重 70 公斤的男性飲用 500 毫升啤酒後,血液中酒精濃度約 90 分鐘內可達到 0.03%。這個濃度常被形容為壓抑情緒得到釋放的狀態,人會變得健談,情緒好轉。但若血液中酒精濃度比此數值高出 4 倍,就會陷入爛醉狀態,連行走都很困難;若濃度增加至 0.3%(約為 0.03% 的 10 倍),則可能因自主呼吸功能喪失而導致死亡。

酒精對神經系統具有直接毒性,與黏著劑的作用類似,不僅持續損害神經細胞本身,還破壞包覆神經纖維的保護層。當酒精在體內分解時,會對細胞造成代謝壓力,而其代謝中間產物乙醛有極高毒性,會誘發類似細菌感染的全身性發炎狀態。這種過程會導致大腦各區域迅速萎縮,中樞神經系統功能逐步惡化。隨著影響加深,自制力、決策能力、情緒控制、記憶力和平衡感等多個關鍵區域受到嚴重損害。

若長期飲酒,壓力荷爾蒙(如皮質醇)的分泌會異常升高,並進一步擴散毒性至心血管系統,導致血壓升高及心房顫動等心律不整問題。這些變化不僅提高身體內在的熵,也使人更容易陷入貪婪、憤怒、迷惘等情緒陷阱。患有酒精依賴症的人,大腦狀態就跟長期睡眠不足者一樣。由於飲酒後會破壞正常的睡眠結構,即使睡眠時間足夠,大腦仍無法得到有效休息。而發炎狀態及皮質醇的長期升高,也會引起肌肉分解和腹部脂肪堆積。

上述變化並非僅限於典型的酒精依賴者,任何具有高風險飲酒習慣的人,都可能面臨這些問題。透過分子生物學測量生物年齡的方式,可以清楚觀察到酒精對加速全身老化的深遠影響。

小酌真的有益健康嗎?

酒精的影響往往被人們低估,而一些觀察研究更加深這個錯誤認知。一項研究顯示,在大規模的人群中,每日飲用 1 至 3 標準酒杯的酒精者,其心血管疾病或死亡的發生率低於完全不飲酒者。這或許是因為少量酒精能促進血管放鬆並減輕壓力。但如果要用「法國悖論」(French paradox)來解釋此現象,亦即透過飲用葡萄酒來攝取白藜蘆醇,並不恰當。因為生物學研究指出,需飲用大約 1,000 杯葡萄酒才能達到足夠的抗氧化劑攝取量,因此以此解釋並不適當。

科學家建議,在進行觀察研究時應仔細分析「不飲酒者」與「持續少量飲酒者」的特徵。「不飲酒者」可能包括因健康問題或服藥等因素而不飲酒，這些背景差異可能影響結果的解釋。

根據國民健康營養調查數據，在不同年齡層中，啤酒和豬肉的消費排名隨年齡增長而顯著下降。例如，啤酒在 50 多歲人群中排名第四，但在 80 多歲人群中則排至 30 名以外。這反映了年齡、健康狀況與飲酒、飲食習慣之間的複雜關係。完全不飲酒者中，可能有因健康原因不能飲酒的人，因此無法完全排除這些因素對研究結果的影響。

相反地，能夠每天持續僅喝一杯酒的人，往往有更好的身心健康及自制力。酒精的成癮性雖高，但少量飲酒者的生活紀律可能比一般人更嚴謹。因此，要訂出所謂的「適量」酒精攝取量並不容易。

「那生活還有什麼樂趣？」

如果你一旦開始喝酒就無法自制，或是有輕微的酒精依賴症，那麼最好現在就戒酒。假使你一直以來都熱愛喝酒，聽到這番話後心想：「那生活還有什麼樂趣？」那就表示你的獎勵迴路出問題了，因此更需要戒酒。等戒酒且獎勵迴路恢復正常後，壓力得到緩解，你就能盡情享受對身心有益的各種活動了。

戒酒的前三天最難熬，要熬過這段期間不容易，如果一到晚上就想起酒，既無法入睡，心臟又跳個不停的話，最好請醫生開立能短期緩解戒斷現象的藥物。運動和正念練習是最佳補藥，不但有助恢復因酒精而受損的大腦，也能避免有壓力時又再次酗酒的事情發生。即使心理健康的內在能力得到改善，習慣也逐漸消失了，你也可能在疲憊、口渴、壓力大時想起一杯冰涼的啤酒。不過，這時你將能判斷自己需要的究竟是睡眠、開水、健康飲食，還是正念冥想。

戒酒的過程不僅關乎停止飲酒，也涉及內在能力的提升。戒酒匿名會提供社群支持，協助戒酒者改善情緒及社交能力，減少對酒精的依賴。一旦開始戒酒，酒精導致的大腦萎縮將迅速改善，尤其在前 6 個月內恢復速度最快。對於長期酒精依賴者，腦部健康在戒酒後將顯著提升，但若重新飲酒，萎縮現象也會迅速復發。

認為為時已晚，乾脆在臨死前痛快喝個夠的想法是不對的。這種態度既是對自身健康的不尊重，也會對照顧者造成負擔。理解飲酒習慣可能源於生存機制偏好高密度能量及相關大腦化學特性，改變習慣，就有機會走向更健康的生活。

大腦為什麼容易相信錯誤資訊？

每個人都希望遠離疾病，這就是為什麼當媒體報導某產品含有超標致癌物質時，會引發群體憤怒的原因。產品經召回與賠償後，超標產品通常被銷毀。然而，事件過後，大多數人並未深入探討該產品的超標程度及對健康的實際影響，僅知道那東西是「有害」的。商人和媒體經常利用這種心理操控局勢，藉此淘汰競爭對手。只要宣稱某產品成分有害，便能加速其退出市場，無需證實具體危害。

人類大腦的設計並不適合準確評估因果關係。我們常難以根據數據，判斷某現象的潛在影響因素，尤其是憤怒、貪婪與恐懼等情緒會干擾決策能力。例如，當我們驚訝地得知某一年生產的藥品含有微量致癌物時，即使告知服用該藥品幾年的致癌風險，其實跟吃一份烤肉相近，仍難以平息內心的情緒波動。

我們被告知用瓦斯爐烹飪會致癌，於是電磁爐的使用率迅速攀升。但烹調食物時產生的細微顆粒與揮發性有機化合物，才是肺癌的潛在風險。不論是瓦斯爐或電磁爐，食品加熱至高溫時，都會產生等量的該氣體。為降低影響，建議使用抽油煙機,同時優先選擇蒸煮或水煮的料理方式,而非直接烘烤食材。

瓦斯爐與電磁爐的主要區別,在於燃燒過程是否產生二氧化碳及少量一氧化碳。這些物質本身並非致癌物,且可透過抽油煙機排放至外部環境。電磁爐不僅價格高昂,且需耗用大量電力,碳足跡比瓦斯爐高出 50% 以上。

改用電磁爐,以降低瓦斯爐烹調食物可能引發肺癌的風險,並無科學根據。這樣的選擇不僅可能增加家庭的財務負擔,還可能對環境造成影響。然而,我們的思維往往難以接受這些事實,反而產生「使用瓦斯爐是不體貼家人的行為」這類非理性判斷。

從演化的角度,人類的生存策略數百萬年來都集中在當下,注重如何平安度過每一天,並躲避飢餓和猛獸的威脅。因此,在人類存在的大部分時間裡,完成生育與養育的階段後,跟健康與疾病預防的長期規劃,常被視為不必要的多慮。這可能解釋了為什麼人類的大腦更擅長記住近期事件,並用善惡來解釋所有現象,甚至任由情緒影響個人的思考與判斷。

在心理層面,長期累積的生物效應難以精確掌握。原因在於這些效應的影響往往是逐漸而非立即顯現的,而我們的感知系統更容易辨識短期內的直接變化，而對於長時間累積的小幅變化較為遲鈍。例如，所謂的「排毒果汁」並不能真正排除毒素，反而可能日積月累後增加壓力荷爾蒙的分泌；「負離子」雖被認為有益健康，但事實上是由放射性同位素所產生，可能引發安全性和長期影響的疑慮。

許多人為了健康，服用保健品或在抗衰老中心注射抗氧化點滴，以減少活性氧。然而，人體內的自然活性氧實際上能清除受損的粒線體；相比之下，人體更需要高強度的體能活動來產生必要的活性氧。注射抗氧化點滴不僅毫無助益，甚至可能適得其反。與其花費大量金錢和時間在影響力微乎其微的所謂保健養生商品上，我們更應該注重那些長期對延緩衰老有重大影響的生活習慣。

我們追求健康長壽，卻忽視加速老化循環的根本原因。這種心態跟我們對氣候變遷漠不關心頗為相似。儘管多樣化的生活習慣選擇可有效降低碳排放，但我們卻認為高碳排生活方式才代表成功。

心理學家丹尼爾・康納曼（Daniel Kahneman）曾提出三大原因，解釋人們為何未能正視氣候變遷的威脅：第一，氣候變遷的抽象性令其缺乏顯著性，有別於衝向自己的汽車，氣候變遷是相對抽象的；第二，應對氣候變遷的行動需付出當前的成本,但人類難以接受以短期代價換取未來的利益;第三,氣候變遷的資訊不確定性使人們難以採取行動,科學家們試圖客觀呈現某個現象,但考量到該現象發生的原因,就算事件發生機率高達 99.999%,他們也只傾向於描述該事件「發生機率高」,因此社會大眾只會覺得這種資訊不確定性很高。人類的思維範圍也是有限,正如投資家肯恩・費雪(Ken Fisher)所述,人類能想像的投資時間範圍僅約 18 至 24 個月。

老化、健康及疾病涉及死亡的議題,常被視為禁忌,因此人們不願直接面對其影響。由於養成正確習慣的效果不會立即顯現,許多人選擇忽視。一旦生病或罹癌,才不計代價地寄望最先進的治療技術能盡可能延長自己的生命。

儘管研究顯示,良好的生活習慣可延長健康壽命超過 10 年,許多人仍未付諸行動。這種短視思維源於人類大腦的演化,使我們傾向關注短期滿足而忽略長遠健康。然而,現代社會的運作方式已與過去截然不同,從超級加工食品的普及到智慧手機的成癮現象,從種類繁多的保健食品到琳瑯滿目的抗老療法,進一步加劇不理性決策的風險。抗老減重要有成效,不只是個人問題,企業也要負起責任。

不肖廠商善於操控人們對老化與死亡的恐懼,誘導大眾做出短視且不健康的選擇。因此，理解大腦的思維模式，培養健康的生活習慣，並鍛鍊理性以掌控慾望，成為維持長期健康與幸福的重要關鍵。

生活習慣的驚人力量

個人健康管理的核心在於理解與善用生活習慣的力量，才不會輕易被錯誤訊息或市場話術誤導。

把每天吃的精製穀物麥片、泡麵、手搖飲、含糖飲料（如可樂、果汁），想像成每日服用可能引發代謝症候群的強效毒藥。把每天的佐餐酒（半瓶葡萄酒），當作飲用會損害大腦功能的藥物；另外，請牢記，為了工作而犧牲兩小時睡眠，對健康的負面影響等同飲用半瓶葡萄酒。若睡眠不足，再加上飲酒，這兩者的危害效果會疊加，對人體造成更大損傷。

我常舉以下的例子，幫助我的病人與大眾了解如何調整自己老化的速度。將老化、疾病與機能衰退的結果，類比成一個大浴缸（如圖 22 所示）。這個浴缸有三個水龍頭：一是時間，這對每個人都是公平的；二是基因，這也無法改變；三則涉及表觀遺傳學、生活習慣、環境與後天的經歷。

圖 22 ｜控制老化速度的三個水龍頭

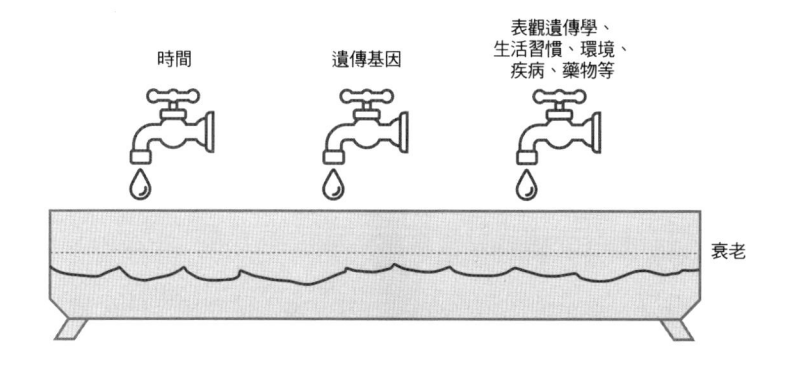

[時間] [遺傳基因] [表觀遺傳學、生活習慣、環境、疾病、藥物等] 衰老

▲ 我們無法控制時間與基因，但可以改變第三個水龍頭的流量，延緩老化。

我們雖然無法控制時間與基因，但可以主動影響第三個水龍頭的流量，增強內在能力，延緩老化。

　　當三個水龍頭流出的水（代表老化進程）達到一定程度時，便會導致內在能力不足（即衰老），使個人難以維持獨立自主的日常生活。不幸的是，這個浴缸沒有排水孔，因此唯有兩種方法可以防止水溢出。一種是擴大浴缸的底面積，意即從年輕時就開始強化內在能力；另一種是盡可能減少第三個水龍頭的流量，改善生活習慣與後天的影響。

　　我發現，當病人理解這個原則，就能更理性地做出跟健康與預防疾病有關的決定。

　　我最常被問到的問題是如何減少第三個水龍頭的流量？第三個水龍頭涉及表觀遺傳學，以及生活習慣等因素，表觀遺傳學反映基因表現受周遭環境影響的可塑性，也就是說即使基因本身無法改變，但透過努力改變生活方式，仍可調整基因的表現，進而影響命運。

　　需特別注意的是，當第三個水龍頭的流量過大到某個臨界點時，要關閉它會變得愈來愈困難，就像已出現裂縫的水庫，會變得更容易坍塌。當細胞、組織、器官系統開始大量出現問題時，便會加速老化的核心生物學機制運轉，形成惡性循環（圖 23）。

圖 23｜及早關掉你的衰老加速機制

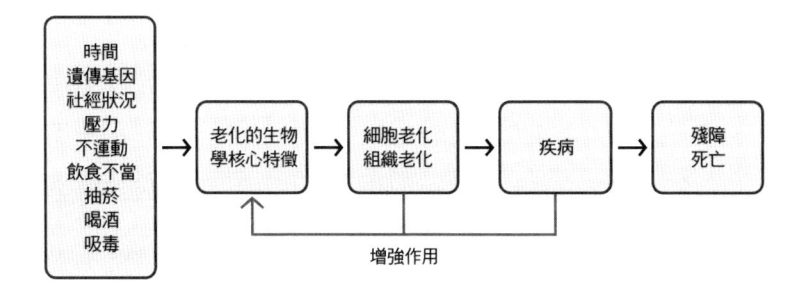

```
┌─────────┐
│ 時間    │
│ 遺傳基因 │
│ 社經狀況 │    ┌─────────┐   ┌─────────┐   ┌──────┐   ┌──────┐
│ 壓力    │ →  │ 老化的生物│ → │ 細胞老化 │ → │ 疾病 │ → │ 殘障 │
│ 不運動  │    │ 學核心特徵│   │ 組織老化 │   │      │   │ 死亡 │
│ 飲食不當│    └─────────┘   └─────────┘   └──────┘   └──────┘
│ 抽菸    │         ↑                          │
│ 喝酒    │         └──────────────────────────┘
│ 吸毒    │                 增強作用
└─────────┘
```

為避免受制於資訊不明確的健康建議，我們應謹慎辨別健康產品與療法的真實效果。對年輕健康族群而言，大部分市售的保健品可能效果有限。相比之下，改變不良生活習慣的影響更為深遠。實證有效的方法，包括定期洗牙與使用牙線、接種適當疫苗如流感疫苗與破傷風疫苗，以及接受癌症篩檢與潛伏性結核病檢查等等。

一些疾病如腹部肥胖、高血壓、第二型糖尿病、高血脂症、脂肪肝等，都是加速老化的中間機制與後果，只要早期發現，同時配合適當的醫學治療與正確的生活習慣，便能加以控制，恢復正常。然而，這些行之有效的方法往往宣傳不足，導致許多人輕忽了它們的重要性。

值得注意的是，過度依賴標榜療效的治療方式或器材，難以解決健康問題的根本原因，即使有助舒緩疼痛或不適，效果也只是暫時的。

許多提升內在能力的方法，如運動與正念練習，效果更為顯著且長久。這些一開始可能讓你覺得有點麻煩的生活改變，其實非常值得你投入時間、養成習慣去實行，因為這些「小麻煩」能真正增強身體與心理的韌性，並有效關閉加速老化的第三個水龍頭。這些才是真正能讓你不變老、不發胖、不生病的正確方法。

新興的抗老技術真的有效嗎？

來看診的病人中，許多人表示對預防衰老很感興趣，並對網路或媒體上的抗衰老療法功效感到好奇。可以預見，閱讀這本書後，讀者很可能會問：「那麼，我到底應該吃什麼才不會老？」

在首爾峨山醫學中心附近，有許多診所提供抗衰老療法。我身為內科醫師，長期研究老化醫學，也曾在生物學實驗室工作很長一段時間，每當聽到那些跟老化機制沒太大關係的療程，被誇大宣傳且廣泛使用時，總會感到非常驚訝。

真正具有抗衰老效果的療法，必須在機制上改善老化的主要生物學特徵。換句話說，它需要有效減緩衰老進程或提高身體的內在能力，這些能力通常由能延長壽命或反映生物年齡的生物指標或臨床標準來衡量。

但目前被廣泛宣傳和銷售的抗衰老療法中，幾乎沒有任何療法能夠達到這些標準。接下來，我將整理並分類這些抗衰老療法，分析它們基於什麼生物學原理，以及它們可能帶來的潛在好處和風險。

抗衰老點滴

抗衰老點滴是廣告中常見的一種療法，被宣稱具有抗衰老效果。一般而言，點滴是一種與體內細胞外液具有相似滲透壓與電解質組成的水溶液，成分包括純水與鹽，有時還會添加微量的鉀、其他電解質及葡萄糖。換言之，點滴實際上只是鹽與糖的混合溶液。所謂的點滴療法，則是在其中加入特定物質，並透過數小時的注射，以期產生生物效應。

對大多數正常成年人而言，點滴本身既無顯著益處，也無明顯害處。除非因生病無法飲水或進食，否則一般人可透過日常飲食充分攝取所需的電解質與營養。因此，可以明確地說，大多數人無法透過點滴療法獲得健康上的實質利益。

有時，點滴中的鹽與糖會以粉末形式包裝後高價銷售。然而，大多數人若攝取過量的鹽與糖，反而可能加速老化，不僅對健康無益，還可能產生反效果。

此外，包括維生素 C 在內的抗氧化劑，有時也會被加入點滴中。然而，目前並無充足證據證明服用抗氧化劑能延緩老化。雖然早期研究確實指出，高濃度活性氧會導致細胞老化，但人體並非處於實驗室所模擬的活性氧環境。

相反地，透過運動自然產生的活性氧，反而能促進體內細胞清除受損的粒線體與老廢物質,並改善因老化引起的代謝變化。科學實驗已證實,運動產生的活性氧甚至能消滅老化細胞。

總結來說,透過點滴施打抗氧化劑,難以對延緩老化帶來實質幫助。檢視過去 50 年的臨床研究文獻,也未看到支持此療法的實證。老化是長年累積的生物過程,間歇性施打抗氧化劑幾乎不可能對延緩老化帶來實質上的幫助。

荷爾蒙替代療法

在人體的成長與老化過程中,包括肌肉骨骼系統的形成與代謝在內的多項生理和生化過程,都受到荷爾蒙的影響。荷爾蒙由腦下垂體、腎上腺、胰臟、甲狀腺、性腺等器官分泌,進入血液後調節體內環境。自 1940 年代起,科學家發現胰島素與腎上腺皮質素等荷爾蒙具有重要功能,並由此開創荷爾蒙替代療法,用於治療因荷爾蒙缺乏引發的疾病。

這些研究促使我們思考,是否可透過補充因年齡增長而減少分泌的生長激素、睪固酮或雌激素等性荷爾蒙,來延緩老化。

目前,荷爾蒙替代療法仍積極應用於改善男女更年期症狀，幫助提升生活品質。只要病人不存在因荷爾蒙反應而可能惡化的潛在疾病（例如生殖器相關癌症），並無需擔心心血管副作用，該療法就被認為相對安全。

正確使用荷爾蒙替代療法不僅能改善精力與性功能等主觀感受，也能提高骨密度等客觀健康指標，緩解因老化而導致的生活不適。

然而，荷爾蒙替代療法並非真正的抗衰老方法，因為它無法改變老化本身的生物學特徵。與其說它延緩了老化，不如說它像是給生鏽的車身重新噴漆和拋光，使外觀顯得更新。我們不否定此療法的臨床價值，但必須對其目的與結果有所了解，才不會誤用。

值得特別注意的是，根據過去 20 年的臨床研究，生長激素對中老年患者的肌肉量或身體機能的提升，不僅沒有顯著效果，從老化生物學觀點來看，由於同化作用，可能反而加速細胞及組織的衰老。因此，不建議將生長激素做為抗衰老療法。

幹細胞療法

間質幹細胞（Mesenchymal Stem Cell）在抗衰老領域備

受關注。它跟因學術造假而聲名掃地的韓國科學家黃禹錫的胚胎幹細胞（Embryonic Stem Cell），以及生物學領域研究甚多的誘導性多潛能幹細胞（Induced Pluripotent Stem Cell）不同。

間質幹細胞主要存在於脂肪組織、骨髓等部位，研究重點不在於幹細胞的分化與增殖能力，而是免疫調節特性（藉由抑制周圍免疫細胞的活性來減輕發炎的特性）及其分泌的細胞激素〔例如纖維母細胞生長因子 2（Fibroblast growth factor 2）〕，有助於改善周圍組織的功能。

這種療法主要是透過抽取人體血液（例如末梢血液），分離其中的間質幹細胞，使其增殖後重新注入體內，以改善衰老帶來的生物學特徵。目前已有臨床領域進行相關實驗。在日本，由於幹細胞臨床使用限制較少，一些人不惜花費高額金錢接受此類療法。在韓國，部分醫療機構甚至進行將自體血液中的幹細胞注射至特定部位，如陰莖或乳房的療法。然而，幹細胞的真正功效尚無充足證據支持。

所幸這些細胞會自由移動，不會影響周圍細胞或跟它們積極互動，因此就算間質幹細胞增殖後重新注入人體內，也不太可能產生副作用。

然而，間質幹細胞在健康上的實際益處仍未有明確的科學論證，也缺乏嚴謹的臨床研究報告。此外，注入特定部位的幹細胞是否能持續停留並發揮作用尚屬未知，而韓國的療程更是直接將分離出的幹細胞注入體內，未經增殖，可能不足以帶來顯著的生物效應。

考量到此類療法可能面臨的潛在風險，例如感染、出血及其他未知風險，以及其效益尚不明確，花費大量金錢與時間進行此療法的合理性值得審慎評估。身為醫學專家，我們應以科學為基礎，對抗衰老技術的風險保持警惕。

螯合療法

螯合療法的潛在風險不容忽視。螯合（Chelation）是一種透過與陽離子金屬結合的化合物（即螯合劑）來減少金屬離子在體內生物活性的治療方式。這種療法的基本原理可參照醫院抽血室常見的紫蓋採血管中所發生的反應。

紫蓋採血管內含有乙二胺四乙酸（EDTA），這是一種常用螯合劑，能與血液中的鈣離子結合，阻止鈣促使血液凝固，為檢驗提供更多時間。當捐血小板時，血液在循環回體內時可能引發嘴唇或手臂麻木的感覺，這是因為採血容器中的抗凝血劑 CPDA-1（Citrate-Phosphate-Dextrose-Adenine）

進入體內後降低鈣離子濃度所致。若出現此類症狀，喝富含鈣的柳橙汁可有效改善。

螯合療法是將裝在採血管內的 EDTA 注射到體內，目的是去除鉛或鎘等對人體有害的重金屬，但當然也會去除鎂、鈣等體內所需的金屬離子。對急性鉛或鎘中毒，螯合療法是理想的選擇，但對一般情況，人體內有害重金屬的濃度遠低於鎂、鈣等必要金屬，因此未必適用。這就像為了抓捕藏在大樓的罪犯，選擇炸毀整棟建築一樣。

目前尚無臨床研究證實螯合療法可改善老化或與老化相關的生物機制。因此，若僅為體驗螯合效應，不如選擇每隔 3 天捐一次血小板，不僅免費，還能幫助因血小板短缺而面臨挑戰的醫療環境，而且引入體內的螯合成分，相較於正式的螯合療法微乎其微，對人體的影響也相對安全。

血液淨化療法

血液淨化療法是藉由過濾血液中蛋白質衍生廢物來清除老廢物質的方法，在這個過程中，會誘發一定程度的分解代謝（catabolism）。分解代謝是身體將複雜分子分解為簡單化合物，以產生能量的過程，例如肌肉蛋白質分解為葡萄糖，然後燃燒葡萄糖做為能量來源。

血液淨化療法主要利用血漿置換術,這種技術最初設計是為了消除引發免疫反應的免疫球蛋白 M,以避免緊急器官移植過程中出現的免疫排斥反應,因此有助於清除多餘或有害的蛋白質,但也可能導致抗體被過濾掉而削弱免疫力,使人更容易感染,引發各種疾病。

那麼,為什麼這種血液淨化療法會被視為抗衰老療法?推測原因可能跟它所引發的分解代謝作用,類似於斷食或節食的效果有關。然而,從風險角度而言,與其花錢使用如此複雜且具潛在危險的療法,不如選擇簡單的斷食或節食,這樣更為安全。

若追求更快速的替代方式,定期捐血是一種可能選項。定期捐血可能模擬血液淨化的部分效果(請別誤會,我不是建議你以捐血來預防衰老,而是指其機制可能與血液淨化療法產生相似的效應)。

最後,需要強調的是,截至目前為止,還沒有臨床研究證據顯示,血液淨化療法能夠改善人類老化的生物學特徵或表現型。因此,在考慮使用該療法時,仍需謹慎評估其風險與效益。

經動物實驗證實有效的抗老療法

想要延緩老化,有個關鍵策略是年輕時就可以開始做,而且確實有效的,那就是適度的節制飲食,包括食物種類、總量、烹調方式都要適度控制。

若想改善生活習慣,徹底解決代謝過剩的問題,可考慮使用如糖尿病藥物二甲雙胍、α-葡萄糖苷酶抑制劑,或免疫抑制劑雷帕黴素等物質。然而,目前仍不確定這類藥物在長期使用下,對年輕人是否有任何明顯的益處或潛在風險。儘管延緩或逆轉老化的藥物正在積極研發,這些物質至今尚未展現足以應用在人類身上的功效。

從長期趨勢來看,老化很可能被視為一種疾病,屆時這類藥物可能逐步應用在年輕人身上。

由於對人類進行有關延緩老化和延長壽命的實驗仍非常困難,不僅需長時間的觀察期,研究的延續性也充滿挑戰,因此至今延長壽命的相關證據,仍多局限於動物實驗。以下一些抗老療法是已經在動物實驗中,部分證實其機制與效果的藥物簡述。

二甲雙胍

二甲雙胍因其多重機制,已被認為能延緩老化的生物學特徵。其中最為人熟知的是其抑制肝臟葡萄糖新生,進而降低血糖濃度的作用。該藥物能活化 AMPK(AMP-activated protein kinase,一種關鍵的能量調節酵素),促使細胞感知能量水平下降,並增強肌肉對血糖的吸收能力。同時,二甲雙胍可改善胰島素阻抗,並有助於控制食慾。

此外,二甲雙胍還能啟動類似禁食狀態下被激活的長壽基因 SIRT1,並降低體內的慢性發炎反應。在動物研究中,二甲雙胍顯示出延長壽命約 4% 至 6% 的潛力。然而,需注意的是,不同研究結果存在差異。在美國國家衰老研究所(National Institute on Aging)的延緩衰老功效檢驗計畫 ITP(The Interventions Testing Program)中,二甲雙胍未能在老鼠試驗中出現顯著的延長壽命效果,這也提醒了我們這類研究的挑戰性。

α- 葡萄糖苷酶抑制劑

α-葡萄糖苷酶抑制劑能有效減緩碳水化合物的吸收過

程，進而調節血糖。碳水化合物在小腸內需經由 α-葡萄糖苷酶分解為單醣後，才能被吸收。該類抑制劑可阻礙雙醣（如來自飯與麵粉的澱粉類食物）分解成單醣的過程，因此減少餐後胰島素的分泌。同時，這種作用有助於預防代謝異常與慢性發炎，並改善腸道微生物群，促進對人體有益的生態平衡。

在動物實驗中，α-葡萄糖苷酶抑制劑顯示出延長壽命約 5% 至 11% 的潛力。雖然目前尚無確切證據證實在人類延緩衰老的效果，但相對安全性與類似節食的機制使它備受關注。在臨床應用中，與二甲雙胍一樣，常被用於糖尿病前期的治療，以降低患者罹患糖尿病的風險。

雷帕黴素與類似物質

雷帕黴素會透過抑制細胞內的蛋白質複合物 mTOR（mammalian target of rapamycin，即雷帕黴素的機制標靶）發揮作用。mTOR 是關鍵的細胞調節器，負責基因表現與蛋白質生成的過程，同時參與調控細胞生長、代謝變化及發炎反應等生物活動。

抑制 mTOR 活性，可減緩人體代謝速度，抑制與衰老相關的多種生物機制,進而使衰老進程減慢。

動物實驗顯示,雷帕黴素能延長壽命約 10% 至 15%。雖然目前尚無確切證據證實在人類延緩衰老的效果,但有些人已開始少量服用雷帕黴素。需注意的是,該藥物可能會降低免疫功能,長期使用可能會導致胰島素阻抗惡化。因此,服用雷帕黴素需謹慎,避免隨意使用。

SGLT2 抑制劑

鈉-葡萄糖轉運蛋白抑制劑(sodium-glucose cotransporter 2 inhibitor, SGLT2)是一種糖尿病治療藥物,透過抑制腎臟對葡萄糖的再吸收,將鹽分與葡萄糖排出體外,一天約可排出高達 80 公克的葡萄糖,相當於 320 大卡的熱量,效果類似節食。此藥物被認為能減緩因代謝過剩及高鹽與精製碳水化合物攝取,所引發的老化連鎖反應。

動物實驗顯示,SGLT2 抑制劑可延長壽命約 10% 至 15%。在西方肥胖人口中,該藥物已被證實能有效預防糖尿病及心血管等多種急性與慢性疾病的惡化。

由於健康效益相當顯著,預計未來服用這項藥物的人將會持續增加。

GIP/GLP-1 受體興奮劑

這類藥物可以延緩食物的消化速度，抑制升糖素分泌，降低血糖。因為當中的葡萄糖依賴性促胰島素多肽（glucose-dependent insulinotropic peptide, GIP）和類胰高血糖激素胜肽-1（glucagon-like peptide-1, GLP-1）能刺激內源性胰島素分泌，進而降低血糖。此外，此類藥物能顯著抑制大腦的食慾，使脂肪組織的代謝功能恢復正常。

雖然抗老化作用尚未被充分證實，但針對肥胖患者的臨床研究已顯示，可有效減輕約 20% 的體重。對於改善因不健康生活方式導致的代謝疾病，快速恢復健康代謝功能，這項藥物有被廣泛應用的潛力。

需注意的是，以上這些藥物僅能在醫師開具處方箋下使用，而且需要配合健康的生活習慣，實踐四大健康支柱的生活原則：設定生活目標、規律運動、飲食管理、心理健康。光靠藥物減重，停藥後，通常又會復胖，甚至更胖。此外，想靠藥物延緩老化，可能需要數十年的持續治療，成本與效果均需全面評估。

因此，與其倚賴藥物，依賴四大健康支柱，改善生活方式，才是最有效且可持續的抗衰老方法。

Chapter 5
抗老之道,貴在捨得

> 延緩衰老的第四大支柱:
> 做最重要的事

最重要的人生規劃：
做好個人與家庭健康管理

在強化內在能力計畫中，做最重要的事，扮演關鍵角色。這個支柱涵蓋行動能力、心理健康、身體健康及疾病管理三大領域，這三大領域之間的協調也取決於個人所處的狀況與追求的目標。例如在接受疾病治療時，可能會面臨是要維持生活品質，還是延長壽命的抉擇。在這種情況下，治療方向可能取決於病患及家屬設定的生活目標。

此外，許多人要不是活得太趕，就是「今天只想舒服一點」，在探討如何改變生活方式，以延緩衰老速度時，經常面臨一個困難抉擇：要先應付當下的工作與生活要求，日後健康出問題再補救，還是現在就投入時間心力為永續健康到終老做準備？

思考對自己來說最重要的事，可說是全面審視生活方式及優先事項的契機，有助於平衡短期與長期目標，改善生命品質。許多人以世俗標準來規劃人生，像是幾歲買房、幾歲該存到多少錢、以後要買什麼車、幾歲退休等。然而，隨著百歲時代來臨，社會快速變化，我們顯然需要以全新的思考方式來規劃人生。為了讓自己在進入老年期後，生活能夠自理，不加重親人的負擔，我們有必要強化日後可支撐生活的各種能力。不論你幾歲，請從現在開始行動。

中年之後，能仰賴的只有內在能力

以韓國來說，過去 50 年來，經濟迅速成長。直到近 10 年，社會福利體制才接近已開發國家水準，收入水平也剛達標。對於壽命延長的韓國人而言，僅依賴國民年金等移轉所得維持晚年生計並不容易。要讓退休金、稅收及其他社會安全福利金穩定運作，需要國家經濟規模和不同年齡層人口分布的平衡。目前只有部分西歐及北歐的已開發國家能夠有效施行社會福利制度。

韓國男性的平均退休年齡在 2018 年達到 72.3 歲，位居 OECD 國家之首。同年統計數據顯示，70 歲人口的經濟活動參與率為 38%，至 2021 年上升至 44%。這個現象體現了預期壽命和健康年齡的同步增長。

在法國，1952 年 30 歲女性的預期健康餘命是 44.7 年；到了 2005 年，40 歲女性的預期健康餘命也是 44.7 年。這說明這個族群的健康壽命在這 50 年間延長了整整 10 年。

在韓國，現在 60 多歲的人，就跟以前 50 多歲的人一樣健康，在社交活動上也依然保有活力。

新的社會觀念如「40 歲是嶄新的 30 歲」及「50 至 60 歲是新中年」，都說明了生命週期正在延展，健康壽命正不斷增加，個人的人生規劃也需要重新調整（如圖 24 所示）。

愈來愈多人面臨照顧年邁父母的難題，卻未意識到自己以後可能成為孤獨老人，或者即便有危機感，但似乎也只想聽天由命。隨著進入高齡化社會，預期未來會有愈來愈多人承受照護家人與自己老後的財務與心理壓力。因此，及早做好個人與家庭健康管理，已是人生規劃中不可或缺的要務。我希望你活得更久，是因為你快樂享受了人生，而不是在病榻中度過痛苦又漫長的餘生。

在韓國，2022 年，50 至 69 歲人口需照顧 80 至 90 歲以上的老年人口。60 年後，今日 20 至 29 歲人口，如果失去自主能力，就需要仰賴公共或商業化長照服務。在資源有限下，雇用照護人力將成為一項昂貴需求。

對於目前 20 至 40 多歲的人來說，唯一可依賴的便是培養自我的內在能力，並確保在未來數十年仍能保持強健。希望縮短因疾病與衰老而需要他人照護的時間，就必須趁年輕時維持身體、心理、行動、社交的健康。

圖 24 ｜在韓國，生命週期正在延展

過去
（1991）　　　　　　　　　　　65 歲
　　　　　　　　　　　　　　預期餘命 15 年

現在
（2021）　　　　　　　　　　　72 歲
　　　　　　　　　　　　　　預期餘命 15 年

未來
（2030～）　　　　　　　　　　77 歲
　　　　　　　　　　　　　　預期餘命 15 年

▲ 我們可能活得比想像的更久，個人的人生規劃也需要重新調整。

如何防止社交孤立？

要維持日常生活的自主獨立，平衡內在能力至關重要。如果行動能力、心理健康或身體健康任何一方面遭到重大損害，後果可能如全身癱瘓一般嚴重。

根據心理學家亞伯拉罕‧馬斯洛（Abraham Harold Maslow）的需求層次理論，人類需求被分為生理需求、安全需求、愛與歸屬需求、自尊需求，以及自我實現需求。行動能力、心理健康和身體健康是滿足基本生理需求與安全需求不可或缺的基石，這些能力也是維持自己如廁、洗澡、準備飯菜及打掃等日常生活技能的必要條件。

然而，僅擁有上述基本能力，還不足以實現與社會互動及滿足高層次需求的生活。首先，你需要具備適應不斷變化世界的能力，尤其是與人溝通的能力。想要滿足馬斯洛高階需求中的自尊及自我實現，還需要工作能力及興趣的支持。此外，隨著價值觀的改變及多元技能的需求增加，重新配置技能的投入與經濟來源，才能與時俱進。

然而，工作與生活的界限愈來愈模糊，我們過去強調維持工作與生活平衡，現在就連這種理念也逐漸失去意義。

重新調整你的人生投資組合

現代社會中,持續培養工作技能並獲得社會認可,成為重要目標。如果個人能將全心投入的事物轉化為工作,那將形成一種良性循環,從工作本身獲得成就感及回報,並在專業領域中展現卓越能力。然而,若未能努力將工作、專長與喜愛的事物結合起來,職場生活可能被痛苦和壓力所吞噬。這種壓力甚至可能侵蝕心理健康及身體健康,最終影響內在能力的平衡。

現代社會結構面臨一個重要挑戰,那就是工作碎片化,許多人難以在工作中獲得沉浸感或成就感。現實中,許多人因無法適應社會急速變遷,淪為所謂的「蒲公英族」,包括就業不穩定的非正式員工、派遣人員、失業者,甚至成為無家可歸者。

為應對這個困境,構建以生命週期能力投資組合為核心的社會安全網至關重要,能幫助個人在成年後探索和提升技能,順利維持生計與生活品質。

在社會經濟層面,當壓力超過個體承受能力,馬斯洛主張的需求層次未能得到滿足,加上資本主義社會的結構性問題,可能會讓人陷入加速老化的惡性循環。經濟學家安格斯‧迪頓（Angus Stewart Deaton）將因為毒品、酗酒及自殺等因素導致的死亡稱為「絕望死」（deaths of despair）。

一旦對自己來說最重要的事，無法實現或得到滿足，其他領域很可能逐步崩壞。

年齡只是數字，年輕或老化在於你的心態與活法。你可以透過自然飲食、充足睡眠、規律運動來維持毅力、體能與正念的平衡，確保大腦的獎勵系統與專注力正常運作。這是我從自己的經歷與診間病人身上得到的結論。

我有一陣子沉迷於吹奏法國號，為了吹得更好，我不顧一切地延長練習時間。不僅減少睡眠和運動時間，甚至省下吃飯時間去練習。然而，我發現我的付出並未帶來成果。儘管拉長了練習時間，演奏的音色卻愈來愈粗糙，失誤也更頻繁。因為個性好強又執著，一再做出糟糕的選擇，最後掉進可怕的惡性循環。

陷入膠著狀態幾個月後，我讀到挪威音樂學院的法國號演奏家朱利葉斯‧普拉內維奇烏斯（Julius Pranevičius）的一篇文章，他的見解令我茅塞頓開。他指出，成為傑出的演奏者，健康是首要基石，建議練習包括伸展運動、冥想、瑜伽、亞歷山大技巧，並配合游泳與慢跑等有氧運動，最重要的是保持營養均衡的飲食與穩定的睡眠作息。他強調，這些元素之間存在相輔相成的良性循環。

我後來採納他的建議，維持練習，但也投入更多時間來提升健康，結果幾個月後，我的演奏水準回到正軌。

每週撥出 2 至 3 小時，投資學習新技能

要增進內在能力，持續學習、用對方法，才能事半功倍。社會與環境不斷改變，若是自己擁有的能力不再有用，將無法適應新環境，也會無法應對工作與生活所需的大小事。因此，我認為在職場上不論工作領域多麼專業，每個人都應具備通才的資質。透過不斷閱讀、思考與寫作，持續維持與調整自己的能力組合。

在現今的媒體環境中，我們隨時能接觸到影片、照片或短文帶來的人工刺激。因此，建立正確的學習習慣需要特別的自律和努力。這就像戒酒、戒糖或戒菸一樣，你最好先分析自己在沉迷於智慧型手機提供的廉價刺激時，究竟處於哪種身心狀態。當發現自己陷入這種情況時，不妨試著透過正念練習或閱讀書籍，為自己開闢一條不同的行為路徑，取代這種沉迷的習慣。

同時，關閉各種通知，並在日曆應用程式中劃分 30 分

鐘至 1 小時的專注時間，用於閱讀或進行深入的思考。在這段時間內，最好避免安排任何約會或其他行程，專注於提升自己的心智和學習效率。

在未來瞬息萬變的世界中，學習與鑽研的能力不僅是一項生存技能，更是展現內在力量的基礎。即使擁有與生俱來的天賦，仍需要投入大量時間的練習，才能達到理想的水準並創造附加價值。無論是寫作還是演奏樂器，若想讓自己的專注超越興趣，並昇華為自身的專業資歷，產出的成果必須達到一定的標準，才能成為具有實際價值的資產。

獲得新技能的過程，往往需要長期努力與耐心才能看到成效，這如同投資於潛力未明的新創公司或股票，需要長期信任與等待。然而，無關乎年齡或忙碌程度，透過養成學習新事物的習慣，並建立系統化的能力成長計畫，每個人都能打造屬於自己的能力「投資組合」。

例如，每週撥出 2 至 3 小時專注於新技能的學習，就像投資資產組合的一小部分放在具潛力的項目一樣，這些累積將為未來奠定穩固基礎。

透過這樣有系統的調整與規劃，你會逐漸改變對想做的事、拿手的事、經濟上能得到報酬的事的優先順序。如同調整資產配置，明確自身能力後，依序調整重點，進而逐步在本業、副業與興趣中取得平衡,甚至開創既能獲利又擅長的領域(如圖 25 所示)。從社會經濟角度來看,這種方式是一種無需正式退休的生活模式,而從心理層面來說,卻能帶來如退休般的充實與愜意,無需極端追求財務自由或即時享樂的生活方式。

健康的能力投資組合更能滿足高層次需求,強化多巴胺獎勵迴路,使人獲得更深層的滿足感,而非依賴短期且廉價的刺激物。此外,選擇避免加速老化的生活方式,能調節體內多巴胺分泌,幫助你自然回歸健康的生活步調。這樣的內在滿足也讓人更能克制外部物慾,減少不必要的支出。即便工作量減少,卻可能因此經濟更為穩健。

當時間與金錢逐漸有餘裕,便能形成良性循環,你將擁有更多資源專注於自身健康與成長,照顧好你的身體、心靈、關係與使命。一個簡單的學習習慣,其實是通往豐盛人生的關鍵機制,最終幫助你實現享受幸福的美好人生。

> 百歲人生即將到來,我們對生命階段的認知,也須打破重來。

圖 25 ｜在人生不同階段，調整能力投資組合

(A)

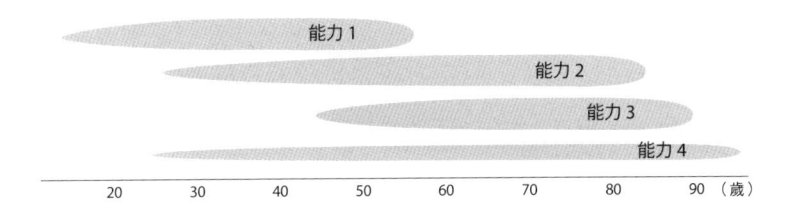

```
                能力 1
                        能力 2
                            能力 3
                                能力 4
  20    30   40   50   60   70   80   90  （歲）
```

(B)

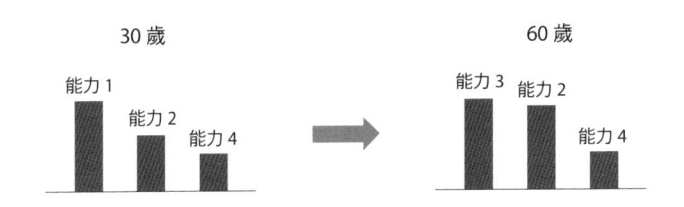

```
       30 歲                          60 歲

    能力 1                         能力 3  能力 2
        能力 2                                 能力 4
            能力 4
```

▲ 如同調整資產配置以賺取最佳報酬，想要擁有美好人生，你也要在不同階段，投資新技能。

Chapter 5　抗老之道，貴在捨得　229

有限時間要用在最重要的人與事

　　許多人渴望改善自身現況,從市面上層出不窮的健康和自我啟發書籍與影片,便可看出這種需求有多普遍。然而,針對健康議題,大多數資訊都聚焦於飲食選擇與運動方式,至於自我啟發,則是常提供擁有財富與幸福的規則或捷徑。暢銷書和熱門講座雖成功激發人們追求富足生活與長壽的願望,但其實多數人僅能短暫改變一、兩個習慣,無法影響生活各層面。即便新年立下改變決心,結果卻常以三分鐘熱度告終。

　　這種未能養成或維持習慣的問題,是否應完全歸咎於個人意志力不足?我認為這說法有待商榷。

　　均衡飲食,並減少精製碳水化合物的攝取;控制使用智慧型手機的時間,以降低多巴胺過度分泌;透過早起,重塑生活作息等等建議,都是在強調實行某項單一習慣的重要。但更值得我們深入探究的是,養成這些習慣背後的不同阻力或動力。

　　延緩衰老的四大支柱之間,相互作用非常顯著。因此,我認為,更關鍵的是,找出那些常常被忽視、卻長期阻礙我們建立良好生活習慣的因素。真正的改變,其實不是僅依賴某個習慣,而是考量那些干擾因素的全面影響。

消費資本主義是當今世界的運行原則,不僅深刻影響我們的生活方式,也是阻礙我們實現穩定心理與健康生活(四大緩老支柱)的一大障礙。貪慾、憤怒、愚痴,是人類痛苦與不幸的核心,而消費資本主義正是以三毒為燃料,誘使我們追求短暫快感,犧牲長期幸福。許多人誤將擁有地位性商品視為人生目標,在分配時間、精力與資源時偏離真正重要的事物,最終導致身心失衡、罹患疾病。

愛比較、愛炫耀的人,永遠不滿足

貪慾、憤怒、愚痴源於比較的心態。從演化觀點來看,善於比較的個體更具生存與繁殖優勢。透過觀察猿類或老鼠的研究,我們知道除了人類以外,動物界也存在等級制度。然而,這種行為也伴隨競爭和壓力的增加。在研究中,當老鼠群體過於密集,即使資源充足,也會因地位爭奪而引發嚴重攻擊行為,甚至導致死亡。

卡爾‧馬克思(Karl Marx)曾將商品的價值分為使用價值和交換價值。例如汽車的使用價值是它能夠載人和行李,並行駛一定距離；將汽車與其他商品進行比較的價值，就是交換價值，在貨幣經濟社會中，這個交換價值就是該商品的市場價值。

在比較心態下，逐漸使交換價值凌駕於使用價值。原因在於，金錢的刺激作用。消費資本主義利用金錢帶來的多巴胺分泌，讓人在不知不覺中購買過多不需要的物品，並參與過多無益的活動。這些誘使人掏出錢來的許多機制集結並發展起來，進而創造出當今的世界。

在消費資本主義中，地位性商品成為炫耀身分或滿足自尊的工具，其社會價值或象徵意義常遠超過使用價值。需求甚至會隨價格上漲而增加。在消費資本主義體系中，人們試圖透過穿著、打扮、飲食、娛樂來展現自己，使物品的象徵價值凌駕使用價值。哲學家尚·布希亞（Jean Baudrillard）曾說過，「物品的滿足感不僅僅來自其功能或實際用途，而是反映了一種更深層次的心理需求，即對極大滿足、富裕以及奇蹟般幸福的渴望。這種渴望成為了日常生活的支柱，甚至是平庸生活的『糧食』。」

不幸的是，當壓力大，四大支柱根基又不穩的話，人們購買或渴望享有地位性商品的慾望就會變大。研究顯示，社會愈是不平等，人們愈容易沉迷於消費名牌商品，暫時緩解心理壓力,但未能根本解決問題。

哲學家丹尼斯・狄德羅(Denis Diderot)曾寫過一篇隨筆〈因捨棄舊睡袍而悔恨〉。在文中,他描述自己因朋友送了一件漂亮的紅睡袍,先是購買了一張與之相襯的書桌,接著又逐步更換了家中所有的家具,只為了搭配這件新睡袍。相信許多人都曾受到這種狄德羅效應(Diderot effect)的影響,一旦開始購買地位性商品,就很難停止,最終導致支出增加,甚至超支。

創造出「小確幸」這個新詞彙的行銷專家,肯定都有試圖先讓荷包乾扁的年輕人購買任何物品,然後再透過狄德羅效應讓他們盡可能繼續消費的意圖。

此外,我們也很常看到使用價值、交換價值與社會價值錯亂的荒謬結果。SUV 本來是為了行駛於崎嶇地形而設計的,既笨重又昂貴,碳足跡也高,卻被城市居民當作代表社會地位的工具,不必在險惡道路行駛,只是要時常面對交通堵塞的考驗。消費資本主義慫恿人們多消費,並宣稱擁有地位性商品會讓人感到更幸福。運用煤氣燈效應(gaslighting)的心理操控對全體人類極為有效,促使全球各地的中產階級不斷掏錢購買地位性商品。

退出追求地位的遊戲,有益健康

　　社群媒體強化了我們對於交換價值與社會價值的執著與煩惱。正如哲學家布希亞說的:「人們看似自由地依據意願行事,實則無法擺脫對差異的強制和服從。」換言之,我們以為自己是獨立的消費者,實際上卻受制於社交圈的認同,選擇符合團體價值的消費行為。這種現象導致個人資源分配的失衡;因不必要的支出徒增財務壓力,促使壓力荷爾蒙的分泌。設定過於高遠或不實際的目標,不僅可能引發過勞,還會造成更多壓力,最終破壞打造內在能力的四大支柱。這一切都在替加速老化提供燃料。

　　此外,我們透過社群媒體,將個人的消費經驗轉化為地位性商品。原本應該將時間用在培養自己技能、與家人共度或放鬆身心的活動,現在卻把時間花在社群媒體,製造和展示向人炫耀的內容。分享美食、旅遊,在網路上炫耀生活,甚至沉浸在與他人比較旅遊、美食經歷的競賽。然而,這種對地位的追求,對健康與心理無益。原本應與家人共享的假期或聚餐,往往淪為打卡、拍照、曬幸福的炫耀活動。消費主義將生活的點滴轉化為消費財,剝奪了我們真正充實身心的機會。

享用美食的炫耀文更是如此。我們喜愛某些食物，不僅因為美味，還因製作過程繁複或食材昂貴稀有，如大理石油花牛肉、鵝肝、頂級紅酒或威士忌等等。自農業時代以來，牛肉便是權貴象徵，成為地位性商品的典範。甚至水也有等級之分，有些進口瓶裝水高達數萬韓元。昂貴的價格不僅源於生產與運輸成本，還體現在人們認為昂貴就是高檔貨。

　　從成本效益角度，消費者也難以抗拒表面的「超值擁有感」。用優惠價格購買高價商品，或透過精心規劃獲得便宜機票，會帶來滿足與成就感。然而，這種心態促使我們不斷購買不必要的物品與服務，不僅加深個人的財務壓力，無形中加速了資源浪費與環境破壞。欲望驅使我們將可貴的資源轉化為無用垃圾。

　　無論擁有多少東西，也無法完全滿足多巴胺分泌系統。我們缺乏的並非擁有更多東西，而是掌握人生四要素：永遠做餘生最重要的事、規律運動、均衡飲食、心理健康。當你專注於這四件事，才能重新審視自己的價值觀與生活習慣，重建身心平衡。最終，這種覺察將讓你意識到，無止境的追求物質與名聲，其實是在傷害自己，也是對世界和他人造成損害。

兩大心態調整，節制欲望與充分休息

當考慮購物或體驗服務時，具備分析該商品或服務的使用價值、交換價值與社會價值的能力至關重要。透過反覆練習剖析自身購物的原因與需求，會逐漸了解自己對許多物品的購買慾望，其實源於情感或環境影響，而非真實的必要。例如對甜食或酒精的渴望，我們常以口渴、壓力、饑餓或疲倦為理由。將消費欲望分為生理因素與情緒因素，分清楚是需要，還是想要，也有助於理性做出對的選擇。

評估商品或服務的使用價值時，也必須考量可持續性。一些地位性商品需要高昂的保養與維護費用，而這正是消費者常忽略的部分。了解「計劃性汰舊換新」策略十分重要。這個策略透過推出新型號，降低現有型號的吸引力與價值，甚至利用不可修復的包裝或停止軟硬體支援，限制商品的使用壽命。在這種情況下，我們必須明辨是使用價值的真實減損，還是形象上的改變，才能避免被消費資本主義操控。

此外，評估商品或體驗，對個人、家庭及社會的影響，以及是否會對環境造成過度損害，是另一個重要策略。全球消費資本主義的快速發展正加劇氣候變遷，但個人行動依然可以帶來顯著改變。根據研究，若開發國家公民每年溫室氣體排放量由 8 噸縮減至平均 2 噸,全球氣溫上升幅度在本世紀內可降低約攝氏 2 度。因此,理解自己的日常碳排放行為至關重要。

例如,中型車每年行駛 1 萬公里將排放約 2 噸二氧化碳;若選擇輕型高效的電動車,排放量可減少至四分之一。另搭乘一次首爾至洛杉磯的經濟艙航班,排放量高達 0.7 公噸二氧化碳。牛肉生產排放量更為顯著,每生產 1 公斤牛肉會排放 13 公斤溫室氣體,相較黃豆生產排放量,牛肉高出 35 倍。1970 年至 2020 年間,韓國人均牛肉消費量從 1.2 公斤增至 13 公斤,增加近 11 倍。若採取植物性飲食,每年平均可減少約 1 公噸溫室氣體排放(圖 26)。

選擇以四大健康支柱為核心的生活方式,遠離消費資本主義的誘惑,可顯著降低個人碳足跡。若繼續維持現有消費模式,氣候變遷對人類及地球生物圈的破壞將無可避免。

改變一直以來追求的生活方向,需要勇氣,但也是通往真正幸福的途徑。為了脫離加速老化的生活節奏,我們需要理解消費與欲望對生活品質的深遠影響。節制欲望與充分休息,才能獲得更深層的快樂與修復。大腦在面對生活中長期累積的不平衡、壓力及持續性刺激時,需要足夠的治癒時間,以恢復睡眠品質與精力,進而強化內在能力。

圖 26 ｜美國人均溫室氣體年排放量（依飲食型態區分）*

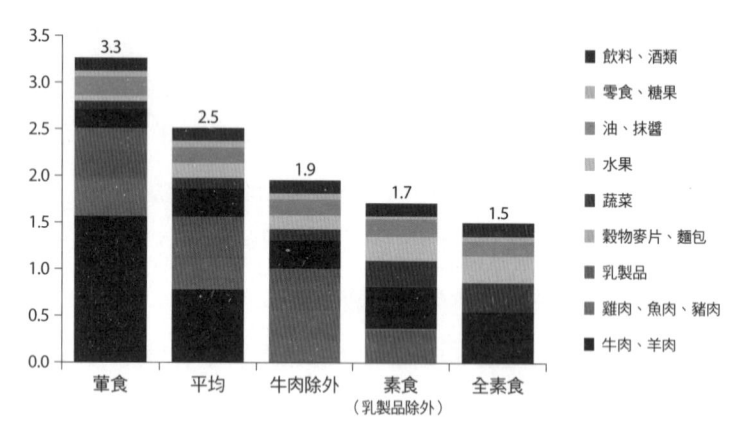

飲食型態	排放量
葷食	3.3
平均	2.5
牛肉除外	1.9
素食（乳製品除外）	1.7
全素食	1.5

圖例：飲料、酒類；零食、糖果；油、抹醬；水果；蔬菜；穀物麥片、麵包；乳製品；雞肉、魚肉、豬肉；牛肉、羊肉

單位：公噸

* shrinkthatfootprint.com

預防身體衰弱，也要防範社交衰弱

人在一生中與社會頻繁互動，這些千絲萬縷的關係形成了廣義的「社會資源」，不僅是個人生活的安全網，也在罹患疾病、認知或行動功能下降時，提供必要的照護支持（如圖 27 所示）。社交需求源自人類演化中的生物現象，歸屬感與團隊意識可以穩定我們的情緒，在社交互動中，帶來幸福感的化學物質如催產素、血清素會被激發。

社會資源不僅是複雜適應系統的重要組成部分，也影響內在能力的穩定性。例如，憂鬱情緒可能導致社交退縮，而社交退縮又會加劇憂鬱。這種負向循環若伴隨飲食品質下降，會進一步造成身體虛弱、食慾不振，加深憂鬱問題。

特別是在老年期，社會資源的脆弱性可能引發社交衰弱（social frailty），加速整體內在能力與身體的老化。

隨著科技發展，我們的社會環境、工作方式與社交生活已大幅改變。社會壓力有時大到讓年輕人覺得難以負荷。現在年輕人自嘲是「N 拋世代」，拋棄戀愛、結婚和生小孩，後來又出現拋棄買房與人際關係，近來又出現拋棄夢想與希望。社會資源的形成，即狹義的社會關係建立，意外成為一

圖 27 ｜社會資源的連結與運用

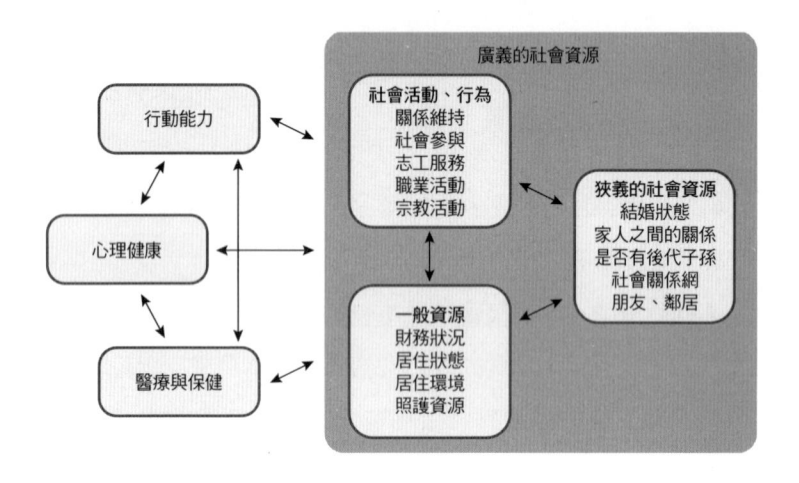

```
行動能力 ↔
   ↕
心理健康 ↔
   ↕
醫療與保健 ↔
```

廣義的社會資源
- 社會活動、行為
  - 關係維持
  - 社會參與
  - 志工服務
  - 職業活動
  - 宗教活動
- 一般資源
  - 財務狀況
  - 居住狀態
  - 居住環境
  - 照護資源

狹義的社會資源
- 結婚狀態
- 家人之間的關係
- 是否有後代子孫
- 社會關係網
- 朋友、鄰居

▲ 健全的社會安全網，跟行動能力、心理健康、醫療保健等延緩衰老支柱，有互補關係。

種奢侈品。

「N拋世代」放棄結婚、生育、育兒及人際關係，反映出一個無奈的事實：他們的收入僅勉強維持基本生計，工作時間已是捉襟見肘，難以騰出額外時間來建立社會資源。

一放下手機，孤獨感立即出現

以虛擬人像代替真人的現象愈來愈普遍，這種現象可能對心理健康帶來深刻影響，主要表現在兩個方面。首先，虛擬的數位關係無法真正滿足人類的基本社交需求。研究顯示，智慧型手機及社群網站的使用與憂鬱情緒密切相關。經常使用社群網站的青少年比起不使用社群網站的同齡人，更容易感到孤獨。有項研究甚至發現，僅僅限制智慧型手機的使用，就能顯著減少孤獨感。

究其原因，社群網站雖是社交網絡，卻無法刺激催產素和血清素的分泌，這些物質只有透過人際之間的真實互動才會產生。此外，社群平台設計的初衷，是讓用戶長時間停留在網站上。在滑動螢幕，瀏覽新資訊時，刺激用戶大腦釋放多巴胺；當用戶貼文獲得「讚」或追蹤者增加，也會有相同效果。然而，刺激一旦停止，隨之而來的往往是無聊與倦怠，進而導致內心壓力增大、空虛感增強。

像 Instagram 這類平台會助長用戶比較心理，有時甚至放大不滿情緒，煽動消費慾望，使憂鬱情緒加劇。

其次，智慧型手機通知頻繁，會過度激活大腦的預設模式網絡，使思緒漫遊增多。即使專注力極佳的人，心流狀態也可能隨時瓦解，影響任務完成度。不僅生產效益下降，也難以在工作中找到樂趣或成就感，造成工作效率低下及因過度疲勞引發的精力耗盡。

隨著社會虛擬化加速，人際間的真實互動逐漸減少，建立穩固社會資源變得更加困難。家庭等傳統強連結關係，因虛擬化而削弱，使人們更依賴弱連結。透過團體的協作，規劃專案，或藉由對團隊的向心力籌募資金，弱連結的力量得以彰顯，由此看來，日後弱連結關係在個人社會資源中會變得愈來愈重要。

然而，真正的社會資源建立，涵蓋金錢、家人或朋友等強連結關係及公共福利服務，不易僅靠弱連結關係實現。例如當老年期的認知功能下降與身體衰退時，需要周全照護，而弱連結通常難以承擔此重任。

實際層面來看，財務充裕且閒暇多的人更容易建立穩固的強連帶關係。然而，弱勢族群如果因加速老化，面臨更多困境,又缺乏可依賴的支持或可應對的資源,可能就陷入經濟學家迪頓所說的「絕望死」。未來,能力、健康與晚年生活將會出現嚴重的兩極化問題。因此,隨著年齡增長,身體與能力日益老化,愈需要建立穩固且可靠的社會關係。

花時間與喜歡的人在一起

然而,社交生活太活躍也未必是好事。有研究指出,當每日接觸超過 50 人(包括網路上的互動),憂鬱情緒反而可能增加。你一定聽過有些人人稱羨的藝人或網紅分享感到孤獨,甚至罹患憂鬱症的經歷。

即便是與家人之間的親密聯繫,也可能帶來負面影響。在父權社會中,許多女性因受制於婆家的身心壓迫,而積鬱成疾。

此外,婚姻對不同性別的影響也有差別。美國研究指出,男性失去配偶後,生活滿意度顯著下降,而女性在失去配偶後,卻幾乎不受影響。甚至在重新步入婚姻後,男性的生活滿意度提高程度也高於女性。這顯示男性在婚姻中往往更依賴配偶提供情感支持與生活穩定。

亞洲研究進一步發現,婚姻狀態有助於延長男性壽命,卻未對女性的壽命產生同樣效應。若期望人際關係能強化內在能力，關鍵在於建立健康的互動，不為彼此帶來負擔。若雙方能以「四無量心」（慈、悲、喜、捨）的態度相處，便能建立理想關係。也就是捨棄一切怨恨，不分眾生的「慈、悲、喜、捨」。慈心是施予眾生快樂；悲心是以慈悲之心超渡眾生，幫助眾生獲得解脫之樂；喜心是見眾生之快樂與幸福時，心生喜悅；捨心是不論親怨分別，皆平等看待眾生。

在現今忙碌的生活中，我們需採取反直覺行動：生活愈艱辛，愈要投資時間在離線活動上，如志工服務、宗教活動、社會參與或文化活動。即使時間有限，這些看似次要的活動仍然值得投入。例如社區活動、運動中心或文化中心的課程等。甚至負擔不大的兼職或副業，只要能促進與他人互動，也能達到類似效果。

為了解決日常生活虛擬化的問題，我們應該追求心靈平靜與思緒穩定，而非在社交活動中尋求多巴胺式快感（如目標達成或成就感）或壓力荷爾蒙式動力（源自競爭心理）。社交活動過多，大腦需要處理大量資訊，包括人際互動、情感交流和環境變化，這種高強度的刺激容易引發思緒漫遊（大腦預設模式網絡活躍），並衍生煩惱，進而加速老化。因此，我們需要學會設立界限，調整與他人的互動方式，適度的參加社交活動,避免過度疲勞,同時要透過正念練習與專注力訓練,學會活在當下。

這樣的社會參與和人際互動,不僅有助於個人延緩機能衰退,還能獲得家人、朋友、社區的情感支持與實質幫助。當你找回失去的催產素與血清素,你將會發現自己對多巴胺的渴望也消失無蹤了。

> 隨著年齡增長,我們的身體狀況,會愈來愈依賴大腦與心理的健康狀態。但當今社會存在各式各樣的成癮問題,從手機成癮、遊戲成癮到工作成癮,我們愈來愈習慣從現實世界退縮到虛擬世界。及早改善自己的社交健康至關緊要,良好的人際關係,不僅能緩解孤獨感,也能促進大腦健康。

百歲時代需要錢

　　根據統計，因外傷或重大疾病猝死的人數僅占所有死亡人數的四分之一。另有四分之一的人因癌症末期等疾病在幾個月內過世，再有四分之一的患者因慢性心臟、腎臟或肺部疾病纏鬥多年而逝，最後四分之一則因長期功能衰退，罹患失智症或經歷超過10年的衰老過程而離世。

　　步入不健康壽命的階段，各種病症會不斷出現。為了紓緩或解決病痛會衍生出高昂的醫療費用。我們一生所花的醫療費用中，約有20%是花在生命的最後一年。長期照護的花費也非常可觀。在市場經濟中，所有基本需求幾乎都需要靠金錢解決。為了維持四大健康支柱穩定，金錢至關重要。

　　截至2022年，多數20至49歲的成年人預計無法在老年期依賴政府提供財務支持，因此，有必要在年輕時累積經濟資產。在這種情況下，財務能力也應該視為內在能力的一部分。根據韓國保健福祉部2018年發表的〈第五次國民健康促進綜合計畫〉，收入水平位於底層20%的國民，健康預期壽命為65.2歲，比頂端20%的國民（健康預期壽命73.3歲）少8.1歲。該年全民平均健康預期壽命為70.4歲，不同居住地區也有明顯差異，京畿道龍仁市水枝區的健康預期壽命為 75.3 歲（第一名），釜山影島區則是 62.2 歲（第兩百五十名），足足相差 13 歲之多。

遺憾的是，韓國收入差距與健康預期壽命間的鴻溝正逐漸擴大。隨著科技進步，各式醫療及健康促進服務（商業或非商業性質）日益完善，但享受這些服務需要經濟支援。此外，維持自然的生活習慣也需要時間與金錢，徹底扭轉這個趨勢的挑戰不容小覷。

健康的財務能力，和營養均衡、規律運動一樣重要。不當的消費習慣導致財務能力不足，或是對金錢持錯誤觀念，以致投入過多心力在賺錢上，都會影響身心健康。

錯誤的金錢觀分為兩類：把金錢當工具，用來滿足一切慾望；二是把金錢累積當作人生目標，成為金錢的奴隸。這兩類錯誤經常並存，且與貪慾、憤怒、愚痴三毒密切相關。結果就像不了解代謝原理，卻以錯誤觀念控制飲食一樣，損害了我們的內在能力與生活平衡。

許多人對金錢充滿欲望，卻又感到焦慮。一些網紅、名人靠社群平台快速致富，但對多數人而言，避免陷入比較心態，建立健康的能力投資組合、自律生活及穩健的理財策略，才是累積財富之道，同時能解除消費主義激化的壓力與恐懼。真正的財富源自內在能力，一個人的富裕程度不在於擁有多少資產，以下方法可以幫助你建立穩健的財務能力：

1. 培養洞察力，分辨基本使用價值與非必要價值，避免陷入消費主義陷阱。
2. 不斷優化能力投資組合，投入能滿足身心，同時能夠維持認知與生理功能的活動。將收入視為從事這些活動的次要產物，而非首要目標。慎選能力投資組合，過猶不及，逐步建立可支持餘生的社會經濟資本。
3. 從生命週期的視角管理行動能力、心理健康與醫療需求，將資源優先分配在疾病預防與早期治療。
4. 有效管理經濟資產，理解金錢的意義，學習在通貨膨脹中保值的方法。

維持及增加經濟資產與內在能力需採取一致策略，避免受制於本能驅使。長壽的價值投資要能成功平衡資產配置與心理健康，為生活帶來穩定與平和。如果能認清金錢在餘生最重要的事當中的作用，便可以在實現財務自由的同時，穩健的維護身心健康。

| 結語 |

健康是人生最值得的投資

在經濟學中,有個名詞「推繩」(pushing on a string),用來形容寬鬆貨幣政策的局限性。貨幣政策的影響具有不對稱性:當經濟過熱時,央行透過「拉繩」來抑制過度擴張,往往能達到較好的效果;當經濟衰退時,央行試圖透過「推繩」來刺激經濟,但如果銀行不認為此時是融資給企業的好時機,或消費者與企業不認為是借款的好時機,經濟就無法透過消費與投資的增加而復甦。這種情況就像試圖推動一條繩子,只會弄皺繩子而已,無法達到預期效果。

在學習老年醫學的過程中,我深刻體會到,許多人為了對抗衰老帶來的不適與恐懼,付出極大努力,卻往往陷入無效的嘗試。他們相信擁有更多物質、投入昂貴的治療或極端的生活方式,就能延續健康、獲得更好的生活品質。然而,這樣的努力有時就像試圖推繩一樣的徒勞無功,不僅無法真正改變現狀,還可能削弱自身的內在能力。

同樣地,許多人在追求財富與成功時,也常落入類似的陷阱。他們急於賺錢,卻在投機中遭受重大損失;渴望更好的生活,卻在過度消費中迷失了方向。這樣的模式往往讓人疲憊不堪,卻又無法真正帶來人生的圓滿與幸福。我希望透過這本書,引導你從另一種角度思考,擺脫這種錯誤的生活方式,重新找回自身的價值與幸福感。

做有益健康的事,避免無效努力

有些醫師、科學家及研究人員也經常提出類似「推繩」的無效建議。舉例來說,成功人士通常具有早起習慣,因此這些專家以自己的研究群體得出結論,建議大家早起,但沒考慮到許多人已處於睡眠不足的狀態,過度強求清晨五點起床,只會讓健康惡化。同樣的,有些醫師認為跑步可能損害膝關節或增加關節炎風險,而肌力訓練或許不利頸部及腰椎健康等等,因此建議以散步為宜。

但這些建議並不適用於所有人。真正能延緩老化速度，實現身心健康的方法需要從打造內在能力的四大健康支柱全方位的考量。

　　身為長期專注於衰老與代謝的研究者與專業醫師，我自己也曾陷入這樣的錯誤。儘管我長期節制飲食並維持規律運動，長期維持節食與規律運動的習慣，卻無法讓思緒更清晰，反而身體的不適逐漸增加。直到我以四大健康支柱的 4M 角度全面檢視生活，才開始察覺那些不必要的過度行為。

　　我長期缺乏充分休息，一味想要做到更多事，讓我的身心飽受摧殘。過去我僅從代謝的角度看待運動與飲食，結果像實驗室中的小白鼠一樣，過度偏向單一方向發展。若缺乏生活各領域間的平衡與和諧，盲目追求更多，無法真正擺脫加速老化的困境。

　　加速老化的生活要回歸正常，就像試圖把一顆沉重的鐵球從沼澤中拉起並拖上山坡。人生的各個領域必須齊心協力，克服重力（人的本能），穩定拉動繩索，才能讓這顆鐵球開始移動。人的本能無法完全消除，但若能從整體角度理解人心的運作方式及不同領域的互動，每天踏實前進，就能漸漸將鐵球拉起。

一旦成功脫離沼澤，前方的山坡覆蓋著柔軟的草皮，拉球的難度將大幅降低。然而，若一時忽略重力，鬆開手中的繩索，鐵球就會再次滾回沼澤。因此，對抗本能不是短暫的努力，而是一生的修練。

延緩老化與加速老化一樣都有複利效應，雖然正向或負向影響可能未立刻顯現，但長期累積就可以導致巨大變化。因此，應及早著手管理內在能力並養成習慣，長期維持健康生活，就能獲得巨大回報（如圖28）。

在金錢的世界裡，有時可能會一夜暴富，但在老化與疾病的世界裡，不可能發生。當你愈心存僥倖，就愈容易引發癌症或各種急性、慢性疾病，增加快速老化的風險。

老化及疾病的發展，也不像在金錢世界，破產之後還能東山再起。人只能活一次，你要在還來得及做出改變之前，透過健康生活，預防疾病、延緩老化的速度。一旦老化與疾病不受控制，你的人生就像被迫要一直玩受人操縱的吃角子老虎機一樣，代價將會非常高昂。

不論你現在幾歲，持續強化內在能力，可確保餘生的身心健康，即使身體機能與大腦因年齡增長而健康老化，也不易罹患失智症。我也見過這樣的長者，到90多歲時仍保有很好的行動能力，甚至優於那些已進入加速老化的年輕人。

圖 28 ｜愈早停止加速度衰老，複利效應愈大

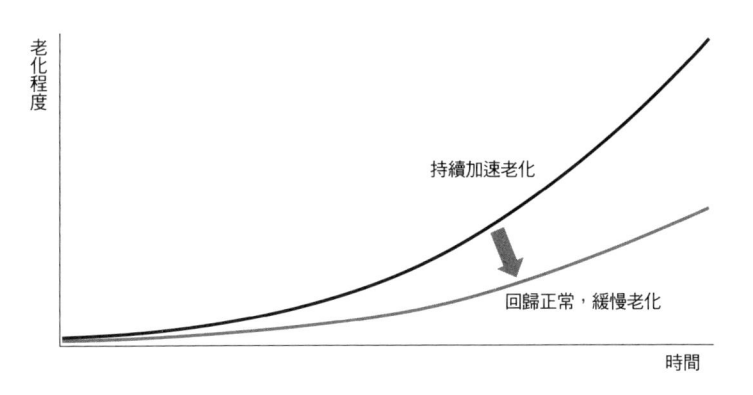

老化程度

持續加速老化

回歸正常，緩慢老化

時間

▲ 及早開始做人生的健康規劃，可以獲得巨大回報。

結語　健康是人生最值得的投資　253

內在能力可以不斷深化、提升

最後,有件事要注意。書中提出的整體性建議,絕大多數是針對主要器官尚未出現重大疾病的成年人,尤其是年齡介於 30 至 60 歲的人。對於已衰老到難以獨自步行 400 公尺,或因慢性疾病導致主要器官功能出現嚴重異常的人來說,可能也不適用。

書中針對代謝過剩觸發的各種問題所提的解方,是基於衰老科學研究,適用於進入中年期的人(也有助於因老化加速而提早進入中年期的人),但對已出現功能退化的年邁族群來說,他們需要的是完全不同的老年醫學療法。

舉例來說,對年輕人而言,減少攝取紅肉這類動物性蛋白質,並防止體脂肪堆積,將有助維持四大健康支柱的內在能力。然而,對於身體處於衰弱且營養不良狀態的老年族群而言,若限制攝取能促進肌肉形成的動物性蛋白質,反而可能導致四大支柱的整體狀況惡化。

此外,我希望這本書呈現的四代健康支柱綜合觀點不會被誤解為偽醫學。撰寫這本書的初衷並非要否定現代生活方式,而是更貼近科學指南,幫助大家更適應現代社會,活得更健康。書中內容皆以臨床及科學研究為基礎,並嚴謹的參考許多已經過同儕審查的文獻。

透過跟科學家、醫學專家、營養學家、運動家,以及病人等不斷的互動與對話,這本書才得以誕生。我之所以運用四代健康支柱來觀察現代人,主要受到我的老師首爾大學醫學院名譽教授金哲鎬、我的前輩盆唐首爾大學醫院金宣旭教授,以及首爾峨山醫院張日暎教授的影響。

在還原論的分子生物學研究中,我的博士班指導教授兼韓國科學技術院的徐載明教授也盡心指導我,讓我擁有全面性的觀點。而我之所以能將這些想法擴展到社會與宏觀經濟的面向,一切都要感謝慶熙大學金英善教授、Beflex 朴大寅理事,以及亨元 P&C 公司姜熙元代表。

關於身心互動這方面,我從首爾峨山醫院李昇學教授、抗老化醫療中心 Chaum 的吳秀妍教授、首爾峨山醫院沈芫燮健康運動教練、法國號演奏家金旻松、韓國亞歷山大技巧協會李庭希教授、DeFi 公司尹成峻代表等人身上得到諸多想法,我由衷感謝各位。

令人感到榮幸的是,首爾大學醫院腫瘤科金範錫教授、心理健康專家文耀漢、藥劑師朴韓瑟等人欣然答應為我的拙作寫推薦文。如果沒有 Gilbut 圖書出版公司的安雅嵐科長和朴允昭組長的提議,就不會有這本書的誕生。我也要感謝首爾峨山醫院，給我時間來整理文獻與撰寫手稿。

最重要的是，這次也要感謝家人的包容，我才能安心寫書，真的很感謝我的父母。我跟兒子鄭尹載沿著南山步行時分享的問題和答案，成為了這本書的基礎。我對太太趙俞利則是感到滿心歉疚。

希望這本書能成為各位覺察生活問題的契機，檢視自己的人生，並逐步改善生活樣貌，好好感受四大健康支柱領域呈現的美好變化吧！

現在，就是最早的時候。

| 參考文獻 |

第 1 章

- 鄭熙元,《永續健康到終老》, Duriban Book, 2021.

- Hannou SA, Haslam DE, McKeown NM, Herman MA, "Fructose Metabolism and Metabolic Disease", *Journal of Clinical Investigation*, 2018 Feb 1;128(2):545-555.

- Ludwig DS, Ebbeling CB, "The Carbohydrate-Insulin Model of Obesity: Beyond 'Calories In, Calories Out'", *JAMA Internal Medicine*, 2018 Aug 1;178(8):1098-1103.

- Ludwig DS, Aronne LJ, Astrup A, de Cabo R, Cantley LC, Friedman MI, Heymsfield SB, Johnson JD, King JC, Krauss RM, Lieberman DE, Taubes G, Volek JS, Westman EC, Willett WC, Yancy WS Jr, Ebbeling CB, "The Carbohydrate-Insulin Model: A Physiological Perspective on the Obesity Pandemic", *The American Journal of Clinical Nutrition*, 2021 Sep 13;114(6):1873–85.

- Seetharaman S, Andel R, McEvoy C, Dahl Aslan AK, Finkel D, Pedersen NL, "Blood Glucose, Diet-Based Glycemic Load and Cognitive Aging Among Dementia-Free Older Adults", *Journals of Gerontology Series A-Biological Sciences and Medical Sciences*, 2015 Apr;70(4):471-9.

- Sünram-Lea SI, Owen L, "The Impact of Diet-Based Glycaemic Response and Glucose Regulation on Cognition: Evidence Across the Lifespan", *Proceedings of the Nutrition Society*, 2017 Nov;76(4):466-477.

- Weltens N, Zhao D, Van Oudenhove L, "Where Is the Comfort in Comfort Foods? Mechanisms Linking Fat Signaling, Reward, and Emotion", *Journal of Neurogastroenterology and Motility*, 2014 Mar;26(3):303-15.

- He Q, Turel O, Bechara A, "Brain Anatomy Alterations Associated with Social Networking Site (SNS) Addiction", *Scientific Reports*, 2017 Mar 23;7:45064.

- DiFeliceantonio AG, Coppin G, Rigoux L, Edwin Thanarajah S, Dagher A, Tittgemeyer M, Small DM, "Supra-Additive Effects of Combining Fat and Carbohydrate on Food Reward", *Cell Metabolism*, 2018 Jul 3;28(1):33-44.e3.

- García-García I, Jurado MA, Garolera M, Segura B, Marqués-Iturria I, Pueyo R, Vernet-Vernet M, Sender-Palacios MJ, Sala-Llonch R, Ariza M, Narberhaus A, Junqué C, "Functional Connectivity in Obesity during Reward Processing", *Neuroimage*, 2013 Feb 1;66:232-9.

- Schultz W, Dayan P, Montague PR, "A Neural Substrate of Prediction and Reward", *Science*, 1997 Mar 14;275(5306):1593-9.

- Uniyal A, Gadepalli A, Akhilesh, Tiwari V, "Underpinning the Neurobiological Intricacies Associated with Opioid Tolerance", *ACS Chemical Neuroscience*, 2020 Mar 18;11(6):830-839.

- Volkow ND, Wang GJ, Fowler JS, Tomasi D, Baler R, "Food and Drug Reward: Overlapping Circuits in Human Obesity and Addiction", *Current Topics in Behavioral Neurosciences*, 2012;11:1-24.

- Steve Cutts, *Happiness* (2017. 11. 25.). https://youtu.be/e9dZQelULDk

- 法相著、容正雲繪圖,《用圖表讀懂佛教教義(暫譯)》,Minjoksa Book,2020。

- 金在聖,〈早期佛教的煩惱〉,《印度哲學》,2010;29:227-266.

- Bursky M, Egglefield DA, Schiff SG, Premnath P, Sneed JR, "Mindfulness-Enhanced Computerized Cognitive Training for Depression: An Integrative Review and Proposed Model Targeting the Cognitive Control and Default-Mode Networks", *Brain Sciences*, 2022 May 19;12(5):663.

- Fahmy R, Wasfi M, Mamdouh R, Moussa K, Wahba A, Schmitgen MM, Kubera KM, Wolf ND, Sambataro F, Wolf RC, "Mindfulness-Based Therapy Modulates Default-Mode Network Connectivity in Patients with Opioid Dependence", *European Neuropsychopharmacology*, 2019 May;29(5):662-671.

- Fendel JC, Bürkle JJ, Göritz AS, "Mindfulness-Based Interventions to Reduce Burnout and Stress in Physicians: A Systematic Review and Meta-Analysis", *Academic Medicine*, 2021 May 1;96(5):751-764.

- Lin CT, Chuang CH, Kerick S, Mullen T, Jung TP, Ko LW, Chen SA, King JT, McDowell K, "Mind-Wandering Tends to Occur under Low Perceptual Demands during Driving", *Scientific Reports*, 2016 Feb 17;6:21353.

- McVay JC, Kane MJ, "Conducting the Train of Thought: Working Memory Capacity, Goal Neglect, and Mind Wandering in an Executive-Control Task", *The Journal of Experimental Psychology: Learning, Memory, and Cognition*, 2009 Jan;35(1):196-204.

- Mulders PC, van Eijndhoven PF, Schene AH, Beckmann CF, Tendolkar I, "Resting-State Functional Connectivity in Major Depressive Disorder: A Review", *Neuroscience & Biobehavioral Reviews*, 2015 Sep;56:330-44.

- Raichle ME, "The Brain's Default Mode Network", *Annual Review of Neuroscience*, 2015 Jul 8;38:433-47.

- Thompson T, Correll CU, Gallop K, Vancampfort D, Stubbs B, "Is Pain Perception Altered in People with Depression? A Systematic Review and Meta-Analysis of Experimental Pain Research", *The Journal of Pain*, 2016.

- Yeshurun Y, Nguyen M, Hasson U, "The Default Mode Network: Where the Idiosyncratic Self Meets the Shared Social World", *Nature Reviews Neuroscience*, 2021 Mar;22(3):181-192.

- Charles Duhigg, *The Power of Habit*.

- Belloni G, Cesari M, "Frailty and Intrinsic Capacity: Two Distinct but Related Constructs", *Frontiers in Medicine (Lausanne)*, 2019 Jun 18;6:133.

- Cesari M, Araujo de Carvalho I, Amuthavalli Thiyagarajan J, Cooper C, Martin FC, Reginster JY, Vellas B, Beard JR, "Evidence for the Domains Supporting the Construct of Intrinsic Capacity", *Journals of Gerontology Series A-Biological Sciences and Medical Sciences*, 2018 Nov 10;73(12):1653-1660.

- Fried LP, Cohen AA, Xue QL, Walston J, Bandeen-Roche K, Varadhan R, "The Physical Frailty Syndrome as a Transition from Homeostatic Symphony to Cacophony", *Nature Aging*, 2021 Jan;1(1):36-46.

- Goldstein DS, McEwen B, "Allostasis, Homeostats, and the Nature of Stress", *Stress*, 2002 Feb;5(1):55-8.

- Ikegami T, Suzuki K, "From a Homeostatic to a Homeodynamic Self", *Biosystems*, 2008 Feb;91(2):388-400.

- Miller MA, Rahe RH, "Life Changes Scaling for the 1990s", *Journal of Psychosomatic Research*, 1997 Sep;43(3):279-92.

- Sendhil Mullainathan & Eldar Shafir, *Scarcity*, 2014.

- 洪康義，鄭度言〈社會再適應評估量表 製作：方法論的研究〉，《神經精神醫學》，1982;21(1):123-126。

- Fulmer T, Mate KS, Berman A, "The Age-Friendly Health System Imperative", *Journal of the American Geriatrics Society*, 2018 Jan;66(1):22-24.

- World Health Organization, *Handbook: Guidance on Person-Centred Assessment and Pathways in Primary Care*, 2019;87.

- 鄭熙元，《永續健康到終老》，Duriban Book，2021。

第 2 章

- 首爾特別市，〈首爾市民一天走多少路？〉，《2020 體育振興基本政策研究服務》，2012.12
- Cordain L, Gotshall RW, Eaton SB, Eaton SB 3rd, "Physical Activity, Energy Expenditure and Fitness: An Evolutionary Perspective", *International Journal of Sports Medicine*, 1998 Jul;19(5):328-35.
- Chakravarthy MV, Booth FW, "Eating, Exercise, and 'Thrifty' Genotypes: Connecting the Dots Toward an Evolutionary Understanding of Modern Chronic Diseases", *Journal of Applied Physiology (1985)*, 2004 Jan;96(1):3-10.
- O'Keefe JH, Vogel R, Lavie CJ, Cordain L, "Organic Fitness: Physical Activity Consistent with Our Hunter-Gatherer Heritage", *The Physician and Sportsmedicine*, 2010 Dec;38(4):11-8.
- U. S. Department of Health and Human Services, *Physical Activity Guidelines for Americans*, 2nd Edition, 2018.
- Faigenbaum AD, Lloyd RS, MacDonald J, Myer GD, "Citius, Altius, Fortius: Beneficial Effects of Resistance Training for Young Athletes: Narrative Review", *British Journal of Sports Medicine*, 2016 Jan;50(1):3-7.
- Landrigan JF, Bell T, Crowe M, Clay OJ, Mirman D, "Lifting Cognition: A Meta-Analysis of Effects of Resistance Exercise on Cognition", *Psychological Research*, 2020 Jul;84(5):1167-1183.
- Li Y, Su Y, Chen S, Zhang Y, Zhang Z, Liu C, Lu M, Liu F, Li S, He Z, Wang Y, Sheng L, Wang W, Zhan Z, Wang X, Zheng N, "The Effects of Resistance Exercise in Patients with Knee Osteoarthritis: A Systematic Review and Meta-Analysis", *Clinical Rehabilitation*, 2016 Oct;30(10):947-959.

- Strickland JC, Smith MA, "The Anxiolytic Effects of Resistance Exercise", *Frontiers in Psychology*, 2014 Jul 10;5:753.

- Westcott WL, "Resistance Training is Medicine: Effects of Strength Training on Health", *Current Sports Medicine Reports*, 2012 Jul-Aug;11(4):209-16.

- 克雷根－里德（Vybarr Cregan-Reid），《椅子的背叛：方便是如何摧毀人類的》，arte 出版社，2020。

- 理查‧布蘭能（Richard Brennan），《改變姿勢逆轉人生：如何讓身體擺脫緊張感》，水瓶座出版社，2012。

- Awad S, Debatin T, Ziegler A, "Embodiment: I Sat, I Felt, I Performed - Posture Effects on Mood and Cognitive Performance", *Acta Psychologica (Amst)*, 2021 Jul;218:103353.

- Betsch M, Kalbhen K, Michalik R, Schenker H, Gatz M, Quack V, Siebers H, Wild M, Migliorini F, "The Influence of Smartphone Use on Spinal Posture - A Laboratory Study", *Gait & Posture*, 2021 Mar;85:298-303.

- Eitivipart AC, Viriyarojanakul S, Redhead L, "Musculoskeletal Disorder and Pain Associated with Smartphone Use: A Systematic Review of Biomechanical Evidence", *Hong Kong Physiotherapy Journal*, 2018 Dec;38(2):77-90.

- Jung YS, Kim YE, Park H, Oh IH, Jo MW, Ock M, Go DS, Yoon SJ, "Measuring the Burden of Disease in Korea, 2008-2018", *Journal of Preventive Medicine and Public Health*, 2021 Sep;54(5):293-300.

- Michalak J, Mischnat J, Teismann T, "Sitting Posture Makes a Difference - Embodiment Effects on Depressive Memory Bias", *Clinical Psychology & Psychotherapy*, 2014 Nov-Dec;21(6):519-24.

- Nair S, Sagar M, Sollers J 3rd, Consedine N, Broadbent E, "Do Slumped and Upright Postures Affect Stress Responses? A Randomized Trial", *Journal of Health Psychology*, 2015 Jun;34(6):632-41.

- William Higham, commissioned by Fellowes, *The Work Colleague of the Future: A Report on the Long-Term Health of Office Workers*, 2019 June.
- 村上春樹，賴明珠 譯，《關於跑步，我說的其實是……》，時報出版，2008/11/06
- Akkari A, Machin D, Tanaka H, "Greater Progression of Athletic Performance in Older Masters Athletes", *Age and Ageing*, 2015 Jul;44(4):683-6.
- De Souto Barreto P, Delrieu J, Andrieu S, Vellas B, Rolland Y, "Physical Activity and Cognitive Function in Middle-Aged and Older Adults: An Analysis of 104,909 People From 20 Countries", *Mayo Clinic Proceedings*, 2016 Nov;91(11):1515-1524.
- Knechtle B, Assadi H, Lepers R, Rosemann T, Rüst CA, "Relationship Between Age and Elite Marathon Race Time in World Single Age Records from 5 to 93 Years", *BMC Sports Science, Medicine and Rehabilitation*, 2014 Jul 31;6:31.
- Mitnitski A, Song X, Rockwood K, "Assessing Biological Aging: The Origin of Deficit Accumulation", *Biogerontology*, 2013 Dec;14(6):709-17.
- Patel KV, Coppin AK, Manini TM, Lauretani F, Bandinelli S, Ferrucci L, Guralnik JM, "Midlife Physical Activity and Mobility in Older Age: The InCHIANTI Study", *American Journal of Preventive Medicine*, 2006 Sep;31(3):217-24.
- Tanaka H, Tarumi T, Rittweger J, "Aging and Physiological Lessons from Master Athletes", *Comprehensive Physiology*, 2019 Dec 18;10(1):261-296.
- Taneja S, Mitnitski AB, Rockwood K, Rutenberg AD, "Dynamical Network Model for Age-Related Health Deficits and Mortality", *Physical Review E*, 2016 Feb;93(2):022309.

第 3 章

- Jon Kabat-Zinn, *Mindfulness for beginners..*

- Mark Williams & Danny Penman, *Mindfulness: A Practical Guide to Finding Peace in a Frantic World.*

- Creswell JD, *"Mindfulness Interventions"*, Annual Review of Psychology, 2017 Jan 3;68:491-516.

- Livingston G, Huntley J, Sommerlad A, Ames D, Ballard C, Banerjee S, Brayne C, Burns A, Cohen-Mansfield J, Cooper C, Costafreda SG, Dias A, Fox N, Gitlin LN, Howard R, Kales HC, Kivimäki M, et al., *"Dementia Prevention, Intervention, and Care: 2020 Report of the Lancet Commission"*, The Lancet Diabetes & Endocrinology, 2020 Aug 8;396(10248):413-446.

- Tang YY, Hölzel BK, Posner MI, *"The Neuroscience of Mindfulness Meditation"*, Nature Reviews Neuroscience, 2015 Apr;16(4):213-25.

- Mihaly Csikszentmihalyi, *Finding flow : the psychology of engagement with everyday life.*

- Peifer C, Wolters G, Harmat L, Heutte J, Tan J, Freire T, Tavares D, Fonte C, Andersen FO, van den Hout J, Šimleša M, Pola L, Ceja L, Triberti S, *"A Scoping Review of Flow Research"*, Frontiers in Psychology, 2022 Apr 7;13:815665.

- Ulrich M, Keller J, Hoenig K, Waller C, Grön G, *"Neural Correlates of Experimentally Induced Flow Experiences"*, Neuroimage, 2014 Feb 1;86:194-202.

- Leroy S, *"Why Is It So Hard to Do My Work? The Challenge of Attention Residue When Switching Between Work Tasks"*, Organizational Behavior and Human Decision Processes, 2009 July;109(2):168-181.

- Matthew Walker, *Why We Sleep: Unlocking the Power of Sleep and Dreams.*

- 全智沅,〈從時間平衡的觀點來看韓國人的睡眠：利用多國時間研究（MTUS）資料進行不同生命週期的睡眠時間國際比較研究〉，《統計研究》，2017;22(2):26-52.

- Alhola P, Polo-Kantola P, *"Sleep Deprivation: Impact on Cognitive Performance"*, *Neuropsychiatric Disease and Treatment*, 2007 Oct;3(5):553-67.
- Fullagar HH, Skorski S, Duffield R, Hammes D, Coutts AJ, Meyer T, *"Sleep and Athletic Performance: The Effects of Sleep Loss on Exercise Performance, and Physiological and Cognitive Responses to Exercise"*, *Sports Medicine*, 2015 Feb;45(2):161-86.
- Musiek ES, Holtzman DM, *"Mechanisms Linking Circadian Clocks, Sleep, and Neurodegeneration"*, *Science*, 2016 Nov 25;354(6315):1004-1008.
- Sabia S, Fayosse A, Dumurgier J, van Hees VT, Paquet C, Sommerlad A, Kivimäki M, Dugravot A, Singh-Manoux A, *"Association of Sleep Duration in Middle and Old Age with Incidence of Dementia"*, *Nature Communications*, 2021 Apr 20;12(1):2289.
- Tobaldini E, Costantino G, Solbiati M, Cogliati C, Kara T, Nobili L, Montano N, *"Sleep, Sleep Deprivation, Autonomic Nervous System and Cardiovascular Diseases"*, *Neuroscience & Biobehavioral Reviews*, 2017 Mar;74(Pt B):321-329.
- Marshall B. *Rosenburg, Nonviolent Communication.*
- Oren Jay Sofer, *Say What You Mean: A Mindful Approach to Nonviolent Communication.*
- Calvin S. Hall & Vernon J. Nordby, *A Primer of Jungian Psychology.*
- 洪昇表、洪善美，〈內心的主體 - 自我與自性〉，《圓佛教思想與宗教文化》，2012;52:217-244
- Alia-Klein N, Gan G, Gilam G, Bezek J, Bruno A, Denson TF, Hendler T, Lowe L, Mariotti V, Muscarello MR, Palumbo S, Pellegrini S, Pietrini P,

Rizzo A, Verona E, *"The Feeling of Anger: From Brain Networks to Linguistic Expressions"*, Neuroscience & Biobehavioral Reviews, 2020 Jan;108:480-497

第 4 章

- 李義澈,《氣候美食》, Wisdom House, 2022
- Bhaskaran K, Dos-Santos-Silva I, Leon DA, Douglas IJ, Smeeth L, *"Association of BMI with Overall and Cause-Specific Mortality: A Population-Based Cohort Study of 3・6 Million Adults in the UK"*, The Lancet Diabetes & Endocrinology, 2018 Dec;6(12):944-953.
- Lee MB, Hill CM, Bitto A, Kaeberlein M, *"Antiaging Diets: Separating Fact from Fiction"*, Science, 2021 Nov 19;374(6570):eabe7365.
- Morris MC, Tangney CC, Wang Y, Sacks FM, Barnes LL, Bennett DA, Aggarwal NT, *"MIND Diet Slows Cognitive Decline with Aging"*, Alzheimer's & Dementia Journal, 2015 Sep;11(9):1015-22.
- Roberts MN, Wallace MA, Tomilov AA, Zhou Z, Marcotte GR, Tran D, Perez G, Gutierrez-Casado E, Koike S, Knotts TA, Imai DM, Griffey SM, Kim K, Hagopian K, McMackin MZ, Haj FG, Baar K, Cortopassi GA, Ramsey JJ, Lopez-Dominguez JA, *"A Ketogenic Diet Extends Longevity and Healthspan in Adult Mice"*, Cell Metabolism, 2017 Sep 5;26(3):539-546.e5.
- Son DH, Kwon YJ, Lee HS, Kim HM, Lee JW, *"Effects of Calorie-Restricted Mediterranean-Style Diet on Plasma Lipids in Hypercholesterolemic South Korean Patients"*, Nutrients, 2021 Sep 27;13(10):3393.
- Xu X, Sharma P, Shu S, Lin TS, Ciais P, Tubiello FN, Smith P, Campbell N, Jain AK, *"Global Greenhouse Gas Emissions from Animal-Based Foods are Twice Those of Plant-Based Foods"*, Nature Food, 2021 Sep;2:724–732.
- Robert Dudley, *The Drunken Monkey*.
- Angebrandt A, Abulseoud OA, Kisner M, Diazgranados N, Momenan R,

Yang Y, Stein EA, Ross TJ, *"Dose-Dependent Relationship Between Social Drinking and Brain Aging"*, Neurobiology of Aging, 2022 Mar;111:71-81.

- Durazzo TC, Meyerhoff DJ, Yoder KK, Murray DE, *"Cigarette Smoking is Associated with Amplified Age-Related Volume Loss in Subcortical Brain Regions"*, Drug and Alcohol Dependence, 2017 Aug 1;177:228-236.

- Freedman ND, Park Y, Abnet CC, Hollenbeck AR, Sinha R, *"Association of Coffee Drinking with Total and Cause-Specific Mortality"*, The New England Journal of Medicine, 2012 May 17;366(20):1891-904.

- Guggenmos M, Schmack K, Sekutowicz M, Garbusow M, Sebold M, Sommer C, Smolka MN, Wittchen HU, Zimmermann US, Heinz A, Sterzer P, *"Quantitative Neurobiological Evidence for Accelerated Brain Aging in Alcohol Dependence"*, Translational Psychiatry, 2017 Dec 11;7(12):1279.

- Jha P, Ramasundarahettige C, Landsman V, Rostron B, Thun M, Anderson RN, McAfee T, Peto R, *"21st-Century Hazards of Smoking and Benefits of Cessation in the United States"*, The New England Journal of Medicine, 2013 Jan 24;368(4):341-50.

- Li Y, Pan A, Wang DD, Liu X, Dhana K, Franco OH, Kaptoge S, Di Angelantonio E, Stampfer M, Willett WC, Hu FB, *"Impact of Healthy Lifestyle Factors on Life Expectancies in the US Population"*, Circulation, 2018 Jul 24;138(4):345-355.

- Daniel Kahneman, *Thinking, Fast and Slow*.

- George Marshall, *Don't Even Think About It*.

- Hans Rosling, Ola Rosling, Anna Rosling Rönnlund, *FACTFULNESS：Ten Reasons We're Wrong About the World--and Why Things Are Better Than You Think*.

- Fulop T, Larbi A, Witkowski JM, McElhaney J, Loeb M, Mitnitski A, Pawelec G, *"Aging, Frailty and Age-Related Diseases"*, Biogerontology, 2010 Oct;11(5):547-63.

- Sierra F, Caspi A, Fortinsky RH, Haynes L, Lithgow GJ, Moffitt TE, Olshansky SJ, Perry D, Verdin E, Kuchel GA, *"Moving Geroscience from the Bench to Clinical Care and Health Policy"*, Journal of the American Geriatrics Society, 2021 Sep;69(9):2455-2463.

- David A. Sinclair & Matthew D. LaPlante, *Lifespan: Why We Age and Why We Don't Have To*.

- 韓國科學技術翰林院，第 200 屆翰林圓桌辯論會：班傑明的奇幻旅程，超越老化的祕密，向逆轉老化挑戰 (2022.06.29)。

- Kirkland JL, Tchkonia T, *"Senolytic Drugs: From Discovery to Translation"*, Journal of Internal Medicine, 2020 Nov;288(5):518-536.

第 5 章

- David Epstein, *Range: Why Generalists Triumph in a Specialized World*.

- David Clark, *The Tao of Charlie Munger*.

- Anne Case & Angus Deaton, *Deaths of Despair and the Future of Capitalism*.

- Joachim Bauer, *Arbeit: Warum unser Glück von ihr abhängt und wie sie uns krank macht*.

- David Roy, Ecodharma — Buddhist Teachings for the Precipice.

- Jean Baudrillard, *La société de Consommation*.

- Noreena Hertz, *The Lonely Century: Coming Together in a World that's Pulling Apart*.

- 金恩京、金慶喜，〈應用程式世代的社交關係與幸福：社交網路的規模與有形影響〉，《韓國青少年研究》，2018;29(3):275-301

- 李敏雅,〈社交網路的尺度與憂鬱：U 字型關係與人際信任的調整效果〉,《韓國社會學》,2013;47(4):171-200

- Bunt S, Steverink N, Olthof J, van der Schans CP, Hobbelen JSM, "Social Frailty in Older Adults: A Scoping Review", *European Journal of Ageing*, 2017 Jan 31;14(3):323-334.

- Chipperfield JG, Havens B, "Gender Differences in the Relationship Between Marital Status Transitions and Life Satisfaction in Later Life", *The Journals of Gerontology: Series B*, 2001 May;56(3):P176-86.

- Kelly ME, Duff H, Kelly S, McHugh Power JE, Brennan S, Lawlor BA, Loughrey DG, "The Impact of Social Activities, Social Networks, Social Support and Social Relationships on the Cognitive Functioning of Healthy Older Adults: A Systematic Review", *Systematic Reviews*, 2017 Dec 19;6(1):259.

- David Dreman, *Contrarian Investment Strategy in the Next Generation.*

- William Bernstein, *Four Pillars of Investing：Lessons For Building a Winning Portfolio.*

- John Templeton, *Wordwide laws of life : 200 eternal spiritual principles.*

國家圖書館出版品預行編目（CIP）資料

你也可以延緩衰老的速度／鄭熙元著；林育帆譯.-- 第一版.-- 臺北市：天下雜誌股份有限公司，2025.07
272面；14.8×21公分.--（美好生活；56）
譯自：당신도 느리게 나이 들 수 있습니다
ISBN 978-626-7713-16-7（平裝）

1.CST: 長生法　2.CST: 健康法　3.CST: 衰老
4.CST: 老化

411.18　　　　　　　　　　　　　　　114006327

美好生活 056

你也可以延緩衰老的速度
당신도 느리게 나이 들 수 있습니다

作　　者／	鄭熙元 정희원
審　　訂／	詹鼎正
譯　　者／	林育帆
封面設計／	Javick工作室
內頁排版／	邱介惠
責任編輯／	張奕芬
特約校對／	李靜宜

天下雜誌群創辦人／殷允芃
天下雜誌董事長／吳迎春
出版部總編輯／吳韻儀
出　版　者／天下雜誌股份有限公司
地　　址／台北市104南京東路二段139號11樓
讀者服務／（02）2662-0332　傳真／（02）2662-6048
天下雜誌GROUP網址／http://www.cw.com.tw
劃撥帳號／01895001天下雜誌股份有限公司
法律顧問／台英國際商務法律事務所・羅明通律師
製版印刷／中原造像股份有限公司
總　經　銷／大和圖書有限公司　電話／（02）8990-2588
出版日期／2025年7月3日第一版第一次印行
定　　價／420元
原文書名／당신도 느리게 나이 들 수 있습니다

You Can Age Slowly by Heewon Jung
Copyright © 2023 Heewon Jung
Original Korean edition published by Gilbut Publishing Co., Ltd., Seoul, Korea
Traditional Chinese Translation Copyright© 2025 by CommonWealth Magazine Co., Ltd.
This Traditional Chinese Language edition published by arranged with Gilbut Publishing Co., Ltd. through EYA
No part of this publication may be reproduced, stored in a retrieval system, or transmitted by any means, electronic, mechanical, photocopying, recording or otherwise, without the prior permission of the copyright holder.
ALL RIGHTS RESERVED

書　號：BCCN0056P
ISBN：978-626-7713-16-7

直營門市書香花園　地址／台北市建國北路二段6巷11號　電話／02-2506-1635
天下網路書店　shop.cwbook.com.tw　電話／02-2662-0332　傳真／02-2662-6048
本書如有缺頁、破損、裝訂錯誤，請寄回本公司調換

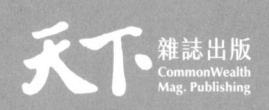

天下 雜誌出版
CommonWealth
Mag. Publishing